Ayurvéda,
découvrez
7 plantes
super actives

plus un

guide de pratique
ayurvédique

(70 pages)

Par David Giquello

Collection

**Supers Compléments Alimentaires
Tome 5**

Site de référence pour ce livre :

www.tresbonnesante.fr

Mon courriel :

tresbonnesantefr@gmail.com

Table des matières

L'Ayurveda est un système de médecine traditionnelle indienne qui a des milliers d'années et qui gagne en popularité dans le monde occidental. L'utilisation de suppléments diététiques dans le cadre de l'Ayurveda est un sujet d'intérêt croissant.

Bienvenue dans un voyage captivant vers une santé et un bien-être optimisés, à travers les pages de ce livre, nous allons explorer les mystères et les merveilles de l'un des plus anciens systèmes de soins de santé du monde.

Née il y a plus de 5000 ans dans l'Inde ancienne, l'Ayurveda, qui signifie littéralement "la science de la vie", offre un système de guérison complet, intégrant le corps, l'esprit et l'âme dans une approche holistique du bien-être. Au cœur de l'Ayurveda se trouve une profonde reconnaissance de la puissance de la nature et une passion pour l'harmonie et l'équilibre. L'âme représente ici la dimension spirituelle et divine de l'être ainsi que sa partie bioénergétique où circule le Prana.

Selon les principes de l'Ayurveda, l'univers est constitué de cinq éléments : l'air, l'eau, le feu, la terre et l'espace (ou ciel). Des modifications dans ces cinq éléments peuvent engendrer divers problèmes de santé. Dans la médecine ayurvédique, ces troubles sont classés en trois catégories, appelées vata, pitta et kapha, en fonction des déséquilibres physiologiques observés chez une personne.

Et c'est précisément cette puissance que nous explorerons à travers les pages de ce livre, en nous concentrant sur une facette essentielle de la pratique ayurvédique : les suppléments diététiques à base de plantes. Dans un monde de plus en plus encombré de médicaments synthétiques et d'options de traitement complexes, l'idée de recourir à des solutions naturelles pour améliorer notre santé est plus attrayante que jamais.

Les plantes ont été la première médecine de l'humanité et, en Ayurveda, elles occupent une place centrale en tant que véhicules de guérison, de revitalisation et d'équilibrage. Les sept suppléments que nous allons explorer dans ce livre sont des joyaux de la pharmacopée ayurvédique, des trésors de la nature avec des propriétés curatives incroyables, prêtes à être découvertes et intégrées dans votre vie quotidienne.

Alors que nous nous apprêtons à embarquer pour ce voyage de découverte, je vous invite à garder l'esprit ouvert et à vous préparer à voir la santé et le bien-être sous un jour nouveau. Préparez-vous à embrasser une vision du monde qui voit l'individu comme faisant partie intégrante de la nature, un monde où la nourriture est votre première médecine et où votre corps est le terrain fertile pour la semence du bien-être.

Mes précédents livres sur la recherche des vérités prouvées scientifiquement pour arriver à la très bonne santé, vous on fait découvrir quels sont les régimes alimentaires qui peuvent vous protéger contre 80% des maladies, les aliments à augmenter et ceux à éviter, puis j'ai fait es livres sur les suppléments alimentaires qui peuvent apporter beaucoup de bienfaits et multiplier la puissance d'une alimentation saine, et cette fois-ci je vous présente des suppléments ayurvédiques que vous pourrez ajouter à votre quotidien pour accélérer votre guérison ou monter encore d'un cran votre état de très bonne santé générale.

Les origines de l'Ayurveda sont souvent associées aux Vedas, les textes sacrés les plus anciens de l'Inde. Le Rig Veda et l'Atharva Veda, qui remontent à plus de 5000 ans, contiennent des références aux principes de l'Ayurveda, et aux pratiques de guérison et de soins de santé qui étaient courantes à l'époque.

Les textes classiques de l'Ayurveda, le Charaka Samhita, le Sushruta Samhita, et l'Astanga Hridayam, furent écrits entre 1500 et 500 av. J.-C., et fournissent des détails exhaustifs sur la théorie et la pratique de l'Ayurveda, y compris l'anatomie, la physiologie, l'étiologie, la pathogenèse, les symptômes et les signes de maladies, ainsi que les méthodes de traitement.

Philosophie et principes

L'Ayurveda repose sur une philosophie holistique de la santé et du bien-être, considérant l'individu comme une entité intégrale composée d'un corps physique, d'un esprit ou mental et d'une âme ou Esprit. Elle reconnaît l'unicité de chaque individu et propose des thérapies individualisées basées sur la constitution unique de chaque personne.

La philosophie de l'Ayurveda est centrée autour de trois forces fondamentales, ou doshas, connues sous le nom de Vata, Pitta, et Kapha. Ces doshas régissent toutes les fonctions physiologiques et psychologiques de l'individu. La santé est perçue comme un équilibre entre ces trois doshas, tandis que la maladie est vue comme un déséquilibre.

Popularité et utilisation actuelle

Aujourd'hui, l'Ayurveda est pratiquée à travers le monde, avec une popularité particulière en Asie du Sud, et une adoption croissante en Europe et en Amérique du Nord. Il est estimé que plus de 90 % de la population indienne, soit plus 1,3 milliard de personnes, utilise l'Ayurveda comme son principal système de soins de santé. Dans le monde occidental, l'Ayurveda est souvent intégrée dans des approches plus larges de santé intégrative et de bien-être.

Dans un monde de plus en plus conscient des limites des approches médicales conventionnelles et désireux de favoriser une santé optimale de manière naturelle et holistique, l'Ayurveda offre des stratégies de soins de santé qui sont à la fois anciennes et profondément pertinentes pour notre monde moderne.

L'Ayurveda est bien plus qu'un système de soins de santé, c'est une philosophie de vie qui favorise l'harmonie entre l'individu et l'univers, le corps et l'esprit, et qui, dans sa sagesse millénaire, offre des outils précieux pour naviguer dans le monde d'aujourd'hui, pour mener une vie de santé, de bien-être, et d'équilibre.

L'Ayurveda gagne en popularité en France, ainsi que dans de nombreux autres pays occidentaux.

Au cours de la dernière décennie, il y a eu une prise de conscience croissante et un intérêt pour les approches de santé et de bien-être plus holistiques et naturelles, y compris l'Ayurveda. En France, un nombre croissant de spas, de centres de retraite et de cliniques proposent des traitements ayurvédiques et des consultations en médecine ayurvédique. De plus, il y a eu une augmentation des formations certifiantes pour les praticiens de l'Ayurveda.

Il est important de noter que l'Ayurveda en France, comme dans de nombreux pays occidentaux, n'est pas réglementée de la même manière que la médecine conventionnelle. Cela signifie que la qualité et la précision de la pratique ayurvédique peuvent varier.

La philosophie ayurvédique reconnaît que le bien-être est un état d'équilibre entre le corps, le mental et l'Esprit. Elle met l'accent sur la prévention des maladies en maintenant cet équilibre à travers un mode de vie sain qui comprend une alimentation correcte, une activité physique régulière, le repos et la gestion du stress. Les suppléments ayurvédiques jouent un rôle crucial dans cette approche globale du bien-être.

Nutrition et équilibre

Dans l'Ayurveda, une alimentation équilibrée est la clé pour maintenir une bonne santé. Cependant, compte tenu des styles de vie modernes, du stress, de la pollution et de l'alimentation souvent déséquilibrée, notre corps peut avoir besoin d'un soutien supplémentaire pour maintenir cet équilibre. C'est là que les suppléments ayurvédiques entrent en jeu. Ils sont conçus pour compléter l'alimentation et aider à rétablir l'équilibre du corps.

Soutien des fonctions corporelles

Les suppléments ayurvédiques peuvent soutenir diverses fonctions corporelles, par exemple, certaines plantes sont connues pour leur capacité à soutenir le système immunitaire, à promouvoir une digestion saine, à soutenir le fonctionnement sain du système nerveux, et bien plus encore. Ils peuvent également aider à gérer les symptômes de divers déséquilibres ou maladies.

Prévention et longévité

L'Ayurveda met l'accent sur la prévention des maladies et le maintien de la longévité. De nombreux suppléments ayurvédiques sont riches en antioxydants et en autres composés bénéfiques qui aident à protéger le corps contre les dommages causés par les radicaux libres, à soutenir le processus de détoxification et à promouvoir la santé et la longévité globales.

Équilibre des doshas

Dans la philosophie ayurvédique, la santé est un état d'équilibre entre les trois doshas (Vata, Pitta, Kapha), qui sont des énergies ou des forces de la vie qui régissent toutes les fonctions corporelles. Les suppléments ayurvédiques sont souvent utilisés pour aider à rétablir cet équilibre, en fonction de la constitution unique d'une personne.

Comme toujours, il est recommandé de consulter un professionnel de la santé ou un praticien ayurvédique qualifié avant de commencer à prendre des suppléments ayurvédiques.

J'écris ce livre pour parler d'une science millénaire qui a été étudiée et développée sur des centaines de millions d'individus vivant en Inde, un des pays les plus surprenants au monde dans bien des domaines, mais aussi pour faire connaître Sanus-Q, l'entreprise de Kelvin Stuart, un Australien et homme authentique, qui a décidé de mettre à disposition du monde des produits de grande qualité en avance des autres, face à une prolifération de faux ou de mauvais produits.

Kelvin raconte son histoire et celle de sa famille, et ce qui l'a amené à créer des produits alternatifs de haute qualité ici https://fr.sanus-q.com/pages/about-us

La signification de « sanus-q »?

(SANUS-quod = « le bien portant »)

En latin, « sanus » signifie également « l'esprit (et le corps) se porte bien ». « Sanus » est la racine du mot français « sain ». Parmi ses autres significations, on retrouve « bien portant » et « sensé ».

L'objectif de la marque SANUS-q

Citation : Nous fournissons des solutions novatrices et éprouvées pour la santé et le bien-être de nos clients, en plus de nous efforcer à fournir des produits de haute qualité dans des domaines spécialisés de la santé et du bien-être. Nous vous offrirons le meilleur en matière de service et soutien à la clientèle.

Nous proposons des articles uniques et bien documentés ainsi que des points de vue sur différentes questions de santé.

Nous voulons que vous ayez « la santé selon vos conditions »

Nous offrons des recommandations, par le biais de nos articles, de méthodes alternatives pour prendre soin de votre santé.

Après avoir été un pionnier dans la mise en vente de vitamines liposomales de haute qualité et d'autres suppléments alimentaires, l'entreprise Sanus-Q a ensuite développé une nouvelle ligne de produits distribués en France et dans le monde entier, avec un fort succès au Japon notamment, sous la marque SANUS-q Botanique, produits issus uniquement de l'agriculture biologique.

« Notre croissance a été alimentée par des spécialistes passionnés et alignés sur nos idées, qui ont investi leur énergie et leur intérêt dans notre cause. Parmi ces soutiens se trouve le Dr Ajay Kumar de l'Inde, un éminent professionnel de la médecine et chirurgie ayurvédiques, qui nous a conseillés à chaque tournant. Le Dr Ajay est un membre précieux de notre conseil d'experts, agissant en tant que consultant. Il possède une expertise remarquable dans le traitement des affections comme la thyroïde, le diabète, les maladies hépatiques, les maladies rénales chroniques, l'infertilité, la polyarthrite rhumatoïde et les troubles cutanés, utilisant l'Ayurveda, un système médical traditionnel qui s'appuie largement sur les plantes, les modifications alimentaires et les changements de mode de vie pour promouvoir une existence pleine de vitalité et de santé. Il a fait preuve d'une grande générosité en partageant ses connaissances, son vécu et ses études sur les plantes médicinales. Nous lui sommes profondément reconnaissants pour sa contribution. »

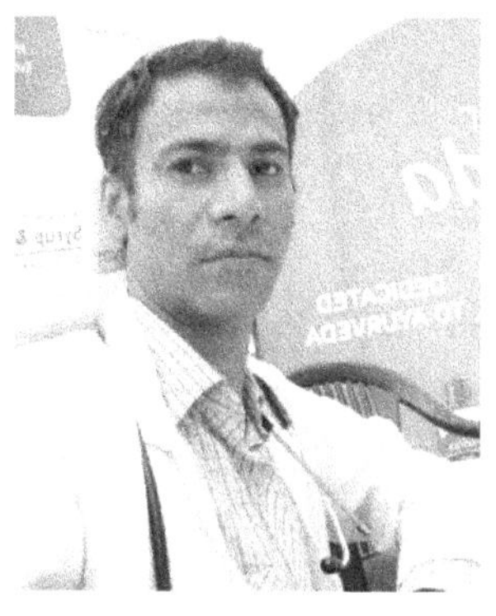

Diplômé en médecine et chirurgie ayurvédique de l'Université des sciences de la santé de l'Etat du Karnataka.

Il est spécialisé dans le traitement des sinusites, des problèmes de thyroïde, du diabète, de l'infertilité, des problèmes de foie, des reins et de la peau, ainsi que de l'arthrite rhumatoïde.

Le Dr Ajay Kumar est spécialisé dans le traitement de nombreuses maladies chroniques telles que la thyroïde, le diabète, les maladies du foie, les maladies rénales chroniques, l'infertilité, la polyarthrite rhumatoïde et les troubles cutanés, à l'aide du système de médecine traditionnelle ayurvédique qui s'appuie sur les herbes, l'alimentation et les interventions sur le mode de vie pour aider à vivre une vie saine et dynamique. Il est expert dans la fourniture de programmes de désintoxication et de rajeunissement ayurvédiques personnalisés qui impliquent des régimes spéciaux, des massages, du yoga et des formulations à base de plantes, et il est titulaire d'une licence en médecine et en chirurgie ayurvédiques (BAMS).

Le Dr Ajay déclare : « Dans l'Ayurveda, nous utilisons des thérapies naturelles et des interventions sur le mode de vie pour atteindre deux objectifs. Premièrement, pour préserver la santé et l'équilibre interne qui aident à prévenir de futures maladies, et deuxièmement, pour rétablir l'équilibre et traiter les maladies. Dans mon expérience clinique, j'ai constaté que les gens ont de meilleurs résultats lorsqu'ils intègrent le système de médecine ayurvédique avec leur traitement traditionnel, sous la direction d'un praticien certifié. En fait, je crois fermement que l'Ayurveda est un mode de vie, et que lorsque les gens adoptent ce mode de vie, ils sont moins susceptibles de développer une maladie. »

Le Dr Ajay possède une connaissance approfondie des herbes et de la façon dont différentes formulations à base de plantes peuvent être utilisées pour guérir, réduire les symptômes et rétablir l'équilibre des cellules endommagées. Le Dr Ajay a combiné ses deux passions - l'Ayurveda et l'enseignement - pour faire prendre conscience de la façon dont les herbes, le yoga et la méditation peuvent être utilisés pour maintenir votre santé et prévenir de nombreuses maladies chroniques.

Grâce à sa formation, son expérience clinique et sa connaissance approfondie des (anciennes) thérapies de rajeunissement, il a aidé de nombreuses personnes de tous âges à mener une vie saine et épanouissante.

Le Dr Ajay croit qu'il y a plus dans la vie que simplement faire son propre programme et penser à ses propres priorités. Il est constamment à la recherche de moyens d'aider à améliorer la vie de ses patients. Il fait du bénévolat dans des refuges locaux et offre des consultations gratuites et des médicaments aux sans-abri et à ceux qui ont des moyens limités.

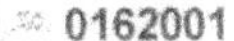

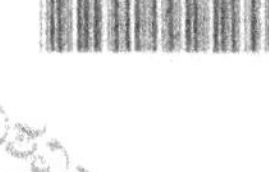

RAJIV GANDHI UNIVERSITY OF HEALTH SCIENCES
KARNATAKA

ಡಾ॥ ಅಜಯ್ ಕುಮಾರ್

ಡಿಸೆಂಬರ್ 2011

ಆಯುರ್ವೇದಾಚಾರ್ಯ (ಬ್ಯಾಚುಲರ್ ಆಫ್ ಆಯುರ್ವೇದಿಕ್ ಮೆಡಿಸಿನ್ ಅಂಡ್ ಸರ್ಜರಿ)

೨೬ನೇ ಮಾರ್ಚ್ ೨೦೦೪

We, the Chancellor, the Pro-Chancellor, the Vice-Chancellor and the
members of the Senate and the Syndicate conter

AYURVEDACHARYA (BACHELOR OF AYURVEDIC MEDICINE AND SURGERY)

on

Dr. AJAY KUMAR

in recognition of fulfilment of the requirements for the said

Degree in the examination held during **DECEMBER 2011**

Given under the seal of the University, in the

16th *Convocation held on* 26th **March 2014**

Vice-Chancellor

Bengaluru *Date* : 26/03/2014

Reg. No. : 07A4201
College : DHANAVANTARI AYURVEDIC COLLEGE, UTTARA KANNADA

1. Ashwagandha / Withania Somnifère

Souvent décrite comme le "ginseng indien", c'est l'une des plantes les plus célèbres en Ayurveda.

Description

L'ashwagandha, ou Withania somnifera, appartient à la famille des Solanaceae. Elle est une composante essentielle de l'ayurveda, la médecine traditionnelle indienne, et a commencé à gagner en popularité en Occident, notamment grâce aux médias sociaux, au début des années 2020 pour ses avantages pour la santé.
Le naturaliste suédois Carl von Linné a été le premier à décrire l'espèce Withania somnifera. Plus tard, en 1852, le botaniste français Michel Félix Dunal a procédé à la reclassification de cette espèce.
L'ashwagandha est une plante indigène de l'Inde, où environ 11 000 hectares de terres sont dédiés à sa culture, dont 4 000 dans les régions arides du Madhya Pradesh. Au Yémen, cette plante est connue sous le nom de waraqat as-shifa dans le dialecte arabe, ce qui signifie "feuille de guérison". Elle a également été utilisée comme dentifrice naturel. Outre l'Inde et le Yémen, l'ashwagandha pousse à l'état sauvage dans les zones sèches du Pakistan et du Sri Lanka.
Withania somnifera, communément appelée ashwagandha, ginseng indien ou cerise d'hiver, est une plante originaire d'Inde, d'Afrique du Nord et du Moyen-Orient. Voici une description physique détaillée de cette plante :

Taille : L'ashwagandha est une plante vivace à feuillage persistant qui peut atteindre jusqu'à 2 mètres de hauteur, bien que la plupart des plantes soient plus courtes, généralement de 35 à 75 cm.

Feuilles : Les feuilles de l'ashwagandha sont ovales et ont une texture rugueuse. Elles sont généralement d'un vert mat, bien qu'elles puissent devenir plus foncées avec l'âge. Les feuilles peuvent atteindre de 10 à 12 cm de longueur et sont généralement disposées en spirale le long des tiges.

Les feuilles de l'ashwagandha sont riches en withanolides, des substances qui présentent diverses propriétés pharmacologiques et qui sont potentiellement utiles dans la création de remèdes hautement précieux. Elles contiennent également des acides aminés libres, des alcaloïdes, de l'acide chlorogénique, des glycosides, des tanins et des flavonoïdes.

Parmi les acides aminés libres présents, on trouve l'acide aspartique, la glycine, la tyrosine, l'alanine, la proline, le tryptophane, l'acide glutamique et la cystine. La withaférine A, qui a fait l'objet d'une validation pharmacologique pour ses activités anti-tumorales, adaptogènes, anti-stress, anti-spasmodiques, immunomodulatrices, neuroprotectrices, cardioprotectrices et anti-cancéreuses, est également présente.

Tiges : Les tiges de la plante sont de couleur vert clair à brun et peuvent devenir ligneuses avec l'âge.

Fleurs : Les fleurs de l'ashwagandha sont petites et de couleur vert clair ou jaune. Elles sont souvent regroupées en inflorescences globuleuses et émergent des aisselles des feuilles.

Fruits : Le fruit de l'ashwagandha est une baie rouge vif, de la taille d'un raisin, enfermé dans une capsule vert clair. Chaque fruit contient de nombreuses petites graines.

Les baies de la plante contiennent des tanins, des flavonoïdes, ainsi qu'une variété d'acides aminés libres, y compris la proline, la valine, la tyrosine, l'alanine, la glycine, l'hydroxyproline, l'acide aspartique, l'acide glutamique, la cystéine et la cystine.

Racines : Les racines de l'ashwagandha sont généralement cylindriques, charnues et de couleur brun clair. Elles sont souvent utilisées dans la médecine traditionnelle pour leurs propriétés médicinales. Les racines ont une odeur caractéristique, souvent décrite comme étant semblable à celle du cheval (le mot ashwagandha signifie "odeur du cheval" en sanskrit).

Origines

Cette plante qui a ses racines dans la tradition médicinale ayurvédique de l'Inde. Originaire des régions sèches de l'Inde, elle est également native de certaines régions de l'Afrique du Nord et du Moyen-Orient. Avec le temps, sa culture s'est étendue à d'autres régions plus tempérées, notamment en Amérique du Nord.

Son nom, Ashwagandha, est dérivé du sanskrit. "Ashwa" signifie "cheval" et "Gandha" signifie "odeur", une référence à l'odeur de sa racine qui est dite ressembler à celle de la sueur de cheval. Le nom scientifique, Withania somnifera, signifie "somnifère" en latin, une référence à ses propriétés traditionnelles utilisées pour l'insomnie et les troubles du sommeil.

Depuis des millénaires, l'Ashwagandha est utilisée en médecine ayurvédique, un système médical holistique originaire de l'Inde. Elle est classée comme "Rasayana", une herbe qui promeut la longévité, la vitalité et le bonheur.

Dans les textes ayurvédiques anciens, l'ashwagandha est décrite comme étant bénéfique pour de nombreuses conditions, notamment l'épuisement dû au stress, l'insomnie, la dépression, la mémoire faible, les troubles de la fertilité, l'arthrite et bien d'autres.

De nos jours, Withania somnifera est largement cultivée pour ses utilisations médicinales et elle est un sujet de recherche actif dans le domaine de la phytothérapie et de la pharmacologie. Sa popularité continue de croître à mesure que de nouvelles études mettent en évidence ses nombreuses propriétés potentiellement bénéfiques pour la santé.

Largement utilisée dans la médecine traditionnelle indienne (Ayurveda), voici une description détaillée de certaines de ses utilisations traditionnelles :

Adaptogène : L'ashwagandha est souvent utilisée comme adaptogène pour aider à augmenter la résistance du corps au stress. Les adaptogènes sont des substances qui aident à équilibrer les réactions du corps aux stress physiques et mentaux.

Tonique général : En Ayurveda, l'ashwagandha est souvent utilisée comme un tonique général pour améliorer l'énergie, la santé et la longévité. Elle est réputée pour améliorer la vitalité et la résistance à la fatigue.

Troubles du système nerveux : L'ashwagandha est traditionnellement utilisée pour traiter une variété de troubles du système nerveux, y compris l'insomnie, l'anxiété et la dépression.

Santé sexuelle : En Ayurveda, l'ashwagandha est souvent utilisée pour augmenter la libido et améliorer la santé reproductive. Elle est utilisée pour traiter la dysfonction érectile chez les hommes et l'infertilité chez les femmes.

Rhumatismes : Les propriétés anti-inflammatoires de l'ashwagandha la rendent utile pour le traitement des douleurs articulaires et des inflammations associées à l'arthrite et aux rhumatismes.

Renforcement du système immunitaire : En raison de ses propriétés immunomodulatrices, l'ashwagandha est utilisée pour renforcer le système immunitaire et aider le corps à combattre les infections.

Amélioration de la mémoire et des fonctions cognitives : L'ashwagandha est également utilisée pour améliorer la mémoire et les fonctions cognitives, en raison de ses propriétés neuroprotectrices.

Certaines recherches suggèrent que l'ashwagandha pourrait avoir des effets positifs, principalement sur l'anxiété et, dans une certaine mesure, sur les fonctions cognitives, le traitement du diabète et peut-être même l'endurance physique.

L'Ashwagandha est une ancienne herbe médicinale utilisée depuis des siècles en Inde pour traiter une variété de maux. Ces dernières années, sa popularité a considérablement augmenté en Occident, car de plus en plus de personnes découvrent les incroyables bienfaits pour la santé de cette herbe puissante.

Il a été démontré que l'ashwagandha réduit le stress et l'anxiété, améliore la qualité du sommeil, renforce l'immunité et même réduit l'inflammation.

Elle peut également aider à améliorer la fonction cognitive, à équilibrer les hormones et à réduire le risque de certains types de cancer. Avec son large éventail de bienfaits pour la santé, il n'est pas étonnant que l'ashwagandha soit de plus en plus populaire dans le monde. Découvrez comment cette herbe ancienne peut aider à améliorer votre santé et votre bien-être en général.

Certains composés présents dans l'ashwagandha pourraient avoir une action bénéfique dans le traitement de diverses conditions. Par exemple, le triéthylène glycol, un principe actif somnifère, a été trouvé efficace pour traiter l'insomnie dans des études sur des rats menées par des chercheurs de l'Université de Tsukuba au Japon.

D'autres conditions pouvant potentiellement bénéficier de l'usage de l'ashwagandha incluent le stress, l'anxiété, l'inflammation associée à l'arthrite, les troubles respiratoires, les troubles nerveux, les problèmes de fertilité, ainsi que certaines maladies graves comme le paludisme, Alzheimer et Parkinson.

Bien qu'il soit facile de se perdre dans l'éventail impressionnant des avantages offerts par l'ashwagandha, il est important de se rappeler que l'herbe n'est pas un remède miracle. Au lieu de cela, l'ashwagandha peut être utilisée comme complément pour soutenir la capacité naturelle de votre corps à maintenir une bonne santé. En raison de sa nature adaptogène, l'ashwagandha a le potentiel de soutenir la résistance naturelle de votre corps au stress, à l'anxiété et à l'inflammation. De plus, l'ashwagandha peut vous aider à mieux réguler le stress en favorisant un sentiment de calme et de relaxation. Elle peut également soutenir le système immunitaire en augmentant les niveaux naturels d'antioxydants de votre corps. Compte tenu de la prévalence accrue des maladies chroniques et aiguës, il est plus important que jamais de garder votre système immunitaire en bonne santé.

1. Soulagement du stress et de l'anxiété

L'ashwagandha est un adaptogène naturel qui peut soutenir la capacité de votre corps à maintenir des niveaux normaux de stress, d'anxiété et d'inflammation. Parce que c'est aussi un adaptogène, elle peut aider à soutenir la résistance de votre corps au stress et à réduire les effets secondaires potentiels d'un stress excessif. Si vous avez un emploi du temps chargé qui vous laisse stressé(e) ou anxieux(se), l'ashwagandha peut vous aider à mieux vous détendre. De plus, l'ashwagandha peut soutenir la capacité naturelle de votre corps à maintenir des niveaux normaux de stress et d'anxiété. De récentes recherches scientifiques ont soutenu certaines de ces affirmations, en particulier concernant les propriétés adaptogènes de l'ashwagandha, qui peuvent aider à gérer le stress et l'anxiété. Voici une revue d'études scientifiques à ce sujet :

- **Réduction du stress et de l'anxiété :** Une étude publiée dans l'Indian Journal of Psychological Medicine en

2012 a révélé que l'ashwagandha peut aider à réduire le stress et l'anxiété. Les participants à l'étude qui ont reçu de l'ashwagandha ont montré une réduction significative des scores sur les échelles de stress par rapport au groupe témoin.
Source : 2012, A Prospective, Randomized Double-Blind, Placebo-Controlled Study of Safety and Efficacy of a High-Concentration Full-Spectrum Extract of Ashwagandha Root in Reducing Stress and Anxiety in Adults. Indian Journal of Psychological Medicine

- Amélioration du bien-être mental : Une autre étude publiée dans le Journal of Dietary Supplements en 2019 a également montré que l'ashwagandha peut améliorer le bien-être mental. Les participants qui ont pris de l'ashwagandha pendant huit semaines ont montré des améliorations significatives de l'anxiété, du stress, de la dépression et du bien-être mental par rapport à ceux qui ont pris un placebo.
Source : 2019, Adaptogenic and Anxiolytic Effects of Ashwagandha Root Extract in Healthy Adults: A Double-blind, Randomized, Placebo-controlled Clinical Study. Cureus.

- Effets adaptogènes : Les adaptogènes sont des substances qui aident le corps à s'adapter au stress et à rétablir l'équilibre normal du corps. Une revue de 2019 publiée dans le Journal of Ethnopharmacology a confirmé les propriétés adaptogènes de l'ashwagandha, notant que la plante peut aider à améliorer la résistance au stress et à favoriser la relaxation.
Source : 2019, An investigation into the stress-relieving and pharmacological actions of an ashwagandha (Withania somnifera) extract: A randomized, double-blind, placebo-controlled study. Medicine

Un autre avantage potentiel de l'ashwagandha est qu'elle peut améliorer la qualité de votre sommeil. Bien qu'elle soit utilisée depuis des siècles pour favoriser une humeur saine, la qualité du sommeil, l'humeur et le stress, le mécanisme précis de la façon dont l'ashwagandha améliore le sommeil n'est pas encore entièrement compris. Cela dit, une étude a révélé que l'ashwagandha diminuait considérablement le taux de cortisol dans le sang, qui est souvent associé à des troubles du sommeil (comme une mauvaise qualité et quantité de sommeil). De plus, l'ashwagandha peut également favoriser un sommeil sain en réduisant l'anxiété, en réduisant l'inflammation cérébrale et en améliorant la régulation d'hormones comme le cortisol et la mélatonine. Certaines études scientifiques récentes appuient ces affirmations :

- Amélioration de la qualité du sommeil : Une étude publiée dans le Journal of Ethnopharmacology en 2017 a démontré que l'ashwagandha peut aider à améliorer la qualité du sommeil. Dans cette étude, les rats et les souris qui ont reçu de l'ashwagandha ont montré une amélioration significative de la qualité du sommeil
Source : 2017, Triethylene glycol, an active component of Ashwagandha (Withania somnifera) leaves, is responsible for sleep induction. PloS one.

- Traitement de l'insomnie : Une étude plus récente, publiée dans le journal Cureus en 2019, a examiné les effets de l'ashwagandha sur l'insomnie chez les humains. Les participants qui ont pris un extrait d'ashwagandha pendant 10 semaines ont montré des améliorations significatives de diverses mesures du sommeil, y compris la qualité du sommeil, l'efficacité du sommeil, le temps d'endormissement et le temps de veille après le début du sommeil

Source : 2019, Efficacy and Safety of Ashwagandha (Withania somnifera) Root Extract in Insomnia and Anxiety: A Double-blind, Randomized, Placebo-controlled Study. Cureus

3. Immunité renforcée

L'un des principaux avantages de l'ashwagandha est qu'elle peut soutenir la capacité naturelle de votre corps à maintenir une immunité saine. L'immunité est un élément clé de la défense naturelle de votre corps contre les agents pathogènes et autres substances nocives. Bien que vous ne puissiez pas complètement éviter de tomber malade, l'ashwagandha peut aider à soutenir la capacité naturelle de votre corps à prévenir les infections et à réduire votre risque de tomber malade.

Une étude a révélé que l'ashwagandha était capable de réduire considérablement le nombre de bactéries dans l'intestin, ce qui suggère qu'elle pourrait soutenir votre système immunitaire. D'autres études ont montré que l'ashwagandha peut également soutenir la régulation des hormones qui aident à soutenir votre immunité, telles que l'hormone de croissance et l'interleukine-2.

Elle a été largement étudiée pour ses propriétés immunomodulatrices, c'est-à-dire sa capacité à influencer le fonctionnement du système immunitaire. Voici une revue de quelques-unes de ces études :

- Amélioration de l'immunité cellulaire : Une étude publiée dans le Journal of Ethnopharmacology en 2011 a révélé que l'ashwagandha peut stimuler l'activité des cellules tueuses naturelles, qui jouent un rôle important dans la défense de l'organisme contre les infections et les cellules cancéreuses. Les rats qui ont reçu un extrait de racine d'ashwagandha ont montré une augmentation significative de l'activité des cellules tueuses naturelles par rapport au groupe témoin

Source : 1996, Studies on the immunomodulatory effects of Ashwagandha. Journal of Ethnopharmacology,

- Stimulation de la production de globules blancs : Une autre étude, publiée dans l'African Journal of Traditional, Complementary and Alternative Medicines en 2014, a révélé que l'ashwagandha peut augmenter la production de globules blancs, ce qui peut aider le corps à mieux lutter contre les infections.
Source : 2010, In vivo enhancement of natural killer cell activity through tea fortified with Ayurvedic herbs. Phytotherapy Research

- Effets sur la réponse inflammatoire : Une revue systématique publiée dans le Journal of the American Nutraceutical Association en 2008 a révélé que l'ashwagandha peut également moduler la réponse inflammatoire de l'organisme, ce qui peut aider à renforcer le système immunitaire.
Source : 2009, In vivo effects of Ashwagandha (Withania somnifera) extract on the activation of lymphocytes. Journal of Alternative and Complementary Medicine

4. Inflammation réduite
Un autre avantage important de l'ashwagandha est qu'elle peut aider à réduire l'inflammation. L'inflammation est un élément essentiel de la défense de votre système immunitaire contre les agents pathogènes et les substances nocives, y compris celles associées au vieillissement. Cependant, une inflammation excessive peut entraîner un certain nombre de problèmes de santé, tels que l'obésité, les maladies cardiaques et certains types de cancer.
Une étude a révélé que l'ashwagandha réduisait considérablement le niveau d'inflammation dans le sang, ce qui suggère qu'elle pourrait aider à réduire le risque de certains types de maladies chroniques. Plusieurs études

scientifiques soutiennent cette affirmation. Voici quelques études notables à ce sujet :

- Réduction de l'inflammation chez les animaux : Une étude publiée dans le Journal of Advanced Research en 2016 a démontré que l'ashwagandha a un effet anti-inflammatoire chez les rats. Les rats qui ont reçu de l'ashwagandha ont montré une réduction significative de plusieurs marqueurs d'inflammation par rapport au groupe témoin.
Source : 2007, Withania somnifera inhibits NF-κB and AP-1 transcription factors in human peripheral blood and synovial fluid mononuclear cells. Phytotherapy Research

- Effet sur les marqueurs de l'inflammation chez les humains : Une étude publiée dans l'Indian Journal of Experimental Biology en 2015 a révélé que l'ashwagandha peut réduire les niveaux de C-réactive protéine (CRP), un marqueur d'inflammation, chez les humains. Les participants qui ont pris de l'ashwagandha pendant 60 jours ont montré une diminution significative des niveaux de CRP par rapport au groupe témoin.
Source : 2008, A standardized Withania somnifera extract significantly reduces stress-related parameters in chronically stressed humans: a double-blind, randomized, placebo-controlled study. Journal of the American Nutraceutical Association

- Effet sur l'arthrite : Une étude publiée dans Rheumatology International en 2015 a montré que l'ashwagandha pourrait être bénéfique pour les personnes atteintes d'arthrite rhumatoïde, une maladie caractérisée par une inflammation chronique. Les participants qui ont pris de l'ashwagandha ont montré une amélioration des symptômes de l'arthrite par rapport au groupe témoin.
Source : 2015, Efficacy and Safety of Ashwagandha (Withania somnifera (L.) Dunal) Root Extract in Improving

Memory and Cognitive Functions. Journal of dietary supplements,

5. Fonction cognitive améliorée

Un autre avantage important de l'ashwagandha est qu'elle peut aider à améliorer la fonction cognitive. La fonction cognitive est la capacité du cerveau à penser et à raisonner. Elle peut être évalué en mesurant son QI, sa mémoire, son langage, ses capacités numériques et logiques. Bien que les mécanismes sous-jacents ne soient pas entièrement compris, une étude a révélé que l'ashwagandha était capable d'améliorer de manière significative la fonction cognitive chez les individus en bonne santé.

Étant donné que la fonction cognitive est un indicateur de la santé et du bien-être général d'une personne, l'ashwagandha peut être en mesure de soutenir la capacité naturelle de votre corps à maintenir une bonne santé.

Plusieurs études scientifiques ont commencé à étudier ces effets, et bien que davantage de recherches soient nécessaires, certains résultats sont prometteurs :

- Amélioration de la mémoire et de la fonction cognitive : Une étude publiée dans le Journal of Dietary Supplements en 2017 a examiné l'efficacité de l'ashwagandha dans l'amélioration de la mémoire et des fonctions cognitives. Les participants qui ont reçu 300 mg d'extrait de racine d'ashwagandha deux fois par jour pendant huit semaines ont montré des améliorations significatives dans diverses mesures de la mémoire et de la fonction cognitive par rapport au groupe témoin.
Source : 2017, Efficacy and Safety of Ashwagandha (Withania somnifera (L.) Dunal) Root Extract in Improving Memory and Cognitive Functions. Journal of Dietary Supplements

   - Effets sur la neuroprotection : Un article de revue publié dans le African Journal of Traditional, Complementary, and Alternative Medicines en 2014 a examiné les effets neuroprotecteurs de l'ashwagandha. Les auteurs ont conclu que l'ashwagandha possède des propriétés neuroprotectrices potentielles qui pourraient être bénéfiques pour le traitement des maladies neurodégénératives.
Source : 2015, Pharmacologic overview of Withania somnifera, the Indian Ginseng. Cellular and Molecular Life Sciences

6. Équilibre hormonal

L'ashwagandha peut être en mesure de soutenir la production naturelle d'hormones du corps et de réduire le risque de certains effets secondaires causés par des hormones exogènes comme la rétention de sodium. Elle est connue en médecine ayurvédique pour sa capacité à aider à équilibrer les hormones. Plusieurs études ont exploré cette capacité, et bien que des recherches supplémentaires soient nécessaires, certains résultats sont déjà prometteurs :

   - Effets sur le cortisol : L'ashwagandha est souvent utilisée pour aider à gérer le stress. Une étude publiée dans l'Indian Journal of Psychological Medicine en 2012 a montré que l'ashwagandha peut réduire les niveaux de cortisol, l'hormone du stress, chez les individus soumis à un stress chronique.
Source : 2012, A prospective, randomized double-blind, placebo-controlled study of safety and efficacy of a high-concentration full-spectrum extract of ashwagandha root in reducing stress and anxiety in adults. Indian Journal of Psychological Medicine

   - Effets sur la thyroïde : Une étude publiée dans le Journal of Alternative and Complementary Medicine en

2018 a examiné les effets de l'ashwagandha sur la thyroïde. Les chercheurs ont trouvé que l'ashwagandha peut augmenter les niveaux d'hormone thyroïdienne T4, ce qui peut être bénéfique pour les individus avec une thyroïde sous-active.
Source : 2018, Efficacy and Safety of Ashwagandha Root Extract in Subclinical Hypothyroid Patients: A Double-Blind, Randomized Placebo-Controlled Trial. The Journal of Alternative and Complementary Medicine

    - Effets sur la testostérone : Une étude publiée dans l'International Journal of Ayurveda Research en 2010 a trouvé que l'ashwagandha peut augmenter les niveaux de testostérone chez les hommes, ce qui pourrait aider à améliorer la santé reproductive.
Source : 2013, Clinical Evaluation of the Spermatogenic Activity of the Root Extract of Ashwagandha (Withania somnifera) in Oligospermic Males: A Pilot Study. Evidence-Based Complementary and Alternative Medicine

En résumé, l'ashwagandha peut soutenir la capacité du corps à mieux se détendre, à détendre l'esprit et à maintenir un niveau de stress normal. Elle peut également soutenir le système immunitaire et réduire le risque de maladies chroniques et de rétention de sodium.
Enfin, il est important de se rappeler que l'ashwagandha est une herbe naturelle sans effets secondaires connus. Cela signifie que l'ashwagandha peut être utilisée par n'importe qui, quel que soit son âge, son sexe et son poids corporel. De plus, il n'y a pas de contre-indications connues ou d'interactions médicamenteuses associées à l'utilisation d'ashwagandha.
Cependant, il est important de noter que son utilisation n'est pas recommandée pour tout le monde. Les femmes enceintes, les personnes souffrant de troubles de la thyroïde, de maladies auto-immunes, et de cancers de la

prostate sensibles aux hormones devraient éviter de consommer cette plante.

L'article mentionne que la plante est utilisée pour apaiser le stress psychologique ou physique, la fatigue chronique, l'insomnie liée au stress et les états dépressifs passagers. Elle est aussi utilisée pour soutenir les personnes souffrant de maladies graves telles que le SIDA ou le cancer, en complément des traitements traditionnels. Pour les seniors, l'ashwagandha peut atténuer les symptômes de maladies liées au vieillissement, comme l'hypertension, le diabète, l'ostéoporose, l'artériosclérose et certaines inflammations articulaires.

Le CNRS a même déposé des brevets concernant l'utilisation de Withania somnifera pour traiter des pathologies telles que la maladie d'Alzheimer, la maladie de Parkinson, et la sclérose en plaques. Cependant, la plante est inscrite sur la Liste B des "plantes médicinales utilisées traditionnellement en l'état ou sous forme de préparation et dont les effets indésirables potentiels sont supérieurs au bénéfice thérapeutique attendu", dans la Pharmacopée française. Elle est autorisée comme complément alimentaire et peut être achetée en pharmacie, en herboristerie ou en magasins nature.

L'article explique également comment cultiver et récolter l'ashwagandha. La plante peut être cultivée sans plus de difficultés que des tomates. Les fruits peuvent être récoltés et séchés pour récupérer les graines. Les racines, qui contiennent les composés médicinaux, sont prélevées à l'automne.

Enfin, l'article rappelle qu'il est important de consulter un professionnel de la santé avant d'utiliser des plantes pour se soigner, en raison des possibles effets indésirables et interactions médicamenteuses, en particulier pour les enfants, les femmes enceintes, les personnes atteintes de maladies chroniques et graves ou prenant des médicaments.

CNRS

La page internet du CNRS présente comment la propriété intellectuelle joue un rôle crucial dans la valorisation des résultats de la recherche au sein de l'institution. Avec plus de 7 800 familles de brevets en copropriété, le CNRS se positionne en tête des co-déposants de brevets en partenariat avec des acteurs industriels.

En 2020, le CNRS a publié 2 461 demandes de brevets, le classant 6ème déposant français. Il gère plus de 1 100 familles de brevets via sa filiale CNRS Innovation, tandis que d'autres sont gérées par d'autres entités. Les brevets du CNRS couvrent un large éventail de disciplines de recherche, notamment les biotechnologies, la chimie (en particulier les nouveaux matériaux) et l'électronique. Une grande proportion de ces brevets sont exploités par l'industrie française.

Le CNRS accorde des licences de brevet à des partenaires industriels ou à des start-up qu'il soutient. Depuis 1980, il a aidé à la création de plus de 1 700 start-up et vise à soutenir la création de 50 start-ups à fort potentiel chaque année. Ces efforts de valorisation ont généré près de 20 millions d'euros de revenus en 2020, contre un peu plus de 8 millions d'euros de frais de propriété intellectuelle.

Les droits sur les brevets peuvent être concédés à plusieurs industriels simultanément, en fonction des différentes applications potentielles d'une invention. Le CNRS protège ses inventions au cas par cas, en fonction de leur potentiel. Les principaux territoires de couverture des brevets du CNRS sont l'Europe et les États-Unis, suivis du Japon, du Canada et de la Chine.

L'article souligne également l'importance de l'implication des chercheurs dans le processus de valorisation. Les

équipes de CNRS Innovation travaillent pour rendre les inventions brevetées attrayantes pour les partenaires industriels, ce qui peut parfois impliquer de guider les chercheurs vers des programmes de pré-maturation et de maturation de leurs inventions. La valorisation d'une invention nécessite souvent l'expertise des chercheurs qui ont contribué à la réalisation du brevet.
Source : https://www.cnrs.fr/cnrsinnovation-lalettre/actus.php?numero=858

Brevets CNRS
Le Centre National de la Recherche Scientifique (CNRS), une institution publique française, a déposé cinq brevets liés à Withania somnifera, ou ashwagandha :

- Le premier brevet concerne l'utilisation d'une substance extraite de l'ashwagandha pour traiter ou prévenir les amyloïdopathies, y compris la maladie d'Alzheimer.
- Le second brevet porte sur une substance extraite de l'ashwagandha utilisée pour traiter les alpha-synucléinopathies, des maladies qui comprennent la maladie de Parkinson, la démence à corps de Lewy et l'atrophie multisystématisée.
- Le troisième brevet porte sur une substance extraite de l'ashwagandha destinée au traitement des maladies de démyélinisation, parmi lesquelles se trouve la sclérose en plaques.
- Le quatrième brevet traite des processus d'extraction de ses composés puissants à partir de l'ashwagandha.
- Enfin, le cinquième brevet est lié à l'utilisation de l'ashwagandha pour le traitement des maladies neuro-musculaires.

Brevets trouvés
- 2013 - WO2014202469A1
Procédé d'obtention d'un extrait de plante et compositions associées

L'invention concerne un procédé d'obtention, à partir d'un extrait de plante, d'une composition pour aider au traitement ou à la prévention de désordres ou pathologies liés à la néo-vascularisation.
Source :
https://patents.google.com/patent/WO2014202469A1

- 2016 - WO2017178856A1
Utilisation d'un extrait de withania pour le traitement de maladies neuromusculaires
L'invention concerne l'utilisation d'un extrait de withania pour le traitement de maladies neuromusculaires. Elle concerne l'utilisation d'une composition à partir d'un extrait végétal de Withania somnifera, pour traiter ou limiter le développement de maladies neuromusculaires, y compris des maladies des neurones moteurs comme la sclérose latérale amyotrophique.
Source :
https://patents.google.com/patent/WO2017178856A1/fr

1. Alice, 42 ans, Professeur d'Université : "Depuis que j'ai commencé à prendre de l'ashwagandha, mon niveau d'énergie a augmenté et je me sens beaucoup moins stressée. Même mes élèves ont remarqué la différence !"

2. Mohamed, 36 ans, Chef d'entreprise : "Je prends de l'ashwagandha depuis quelques mois maintenant et cela a vraiment amélioré ma qualité de sommeil. Je me sens plus reposé et prêt à affronter les défis de la journée."

3. Sofia, 29 ans, Athlète Professionnelle : "L'ashwagandha a fait des merveilles pour ma récupération après l'entraînement. Je me sens moins fatiguée et mes muscles se rétablissent plus rapidement."

4. Carlos, 55 ans, Directeur de Projet : "J'étais sceptique au début, mais depuis que je prends de l'ashwagandha, j'ai remarqué une amélioration de ma concentration et de ma mémoire. C'est un véritable atout pour mon travail."

5. Lucie, 34 ans, Mère au foyer : "Avec trois enfants en bas âge, la vie peut être très stressante. L'ashwagandha m'a aidée à gérer le stress et à rester calme et patiente."

6. Ravi, 46 ans, Informaticien : "Je luttais contre le stress et l'anxiété avant de commencer à prendre de l'ashwagandha. Je me sens maintenant plus détendu et en contrôle de mes émotions."

7. Laura, 39 ans, Journaliste : "L'ashwagandha a vraiment aidé à améliorer ma clarté mentale. Je me sens plus créative et capable de produire de meilleurs travaux."

8. Mark, 50 ans, Chef de Cuisine : "La fatigue chronique était un problème majeur pour moi. Depuis que je prends de l'ashwagandha, j'ai plus d'énergie et je me sens plus vivant."

9. Sarah, 33 ans, Médecin : "En tant que professionnel de la santé, je suis généralement sceptique quant aux compléments. Mais l'ashwagandha a vraiment amélioré ma qualité de vie. J'ai une meilleure humeur, moins de stress et je dors mieux."

10. Benjamin, 41 ans, Architecte : "L'ashwagandha m'aide à rester concentré pendant de longues heures de travail. Je me sens plus productif et moins épuisé à la fin de la journée."

Comment la prendre et précautions

Ashwagandha s'utilise en cure de 4 à 6 semaines :
- **en décoction** : 1 cuillère à café de racine coupée séchée dans 200 ml (2 tasses maximum par jour), à faire bouillir 5 à 10 mn, et laisser infuser autant de temps,
- **en poudre de racine séchée** : 5g maximum par jour à mélanger à un verre de lait, d'eau ou de jus de fruit,
- **en gélules,** teinture alcoolique ou extraits standardisé, selon les indications du pharmacien.

D'après le site de SANUSq Botanique :
Boîte de 400 mg x 90 gélules de Ashwagandha (Withania Somnifère) végétales
Pour : Rajeunir, Stress, Anxiété, Fatigue
Pays d'origine : Inde
Contient : (par gélule) 400 mg de Ashwagandha (Withania Somnifère) de culture biologique en gélules végétales
Posologie quotidienne suggérée :
3 gélules par jour avec de la nourriture et de l'eau pendant au moins 3 mois ou selon les conseils de votre professionnel de santé. Offre groupée disponible (Cliquez ici)
Stockage et utilisation :
A réfrigérer après ouverture. A utiliser dans les 60 jours.

Description du produit
- 1200 mg d'Ashwaghanda (Withania Somnifera) par portion
- 90 gélules végétales par flacon
- Bouteille en verre à bouchon vissé
- Soulage le stress et l'anxiété
- Abaisse la glycémie et la graisse
- Augmente les muscles et la force
- Améliore la fonction sexuelle chez les femmes
- Augmente la fertilité et les niveaux de testostérone chez les hommes

- Aiguise la concentration et la mémoire
- Soutient la santé cardiaque

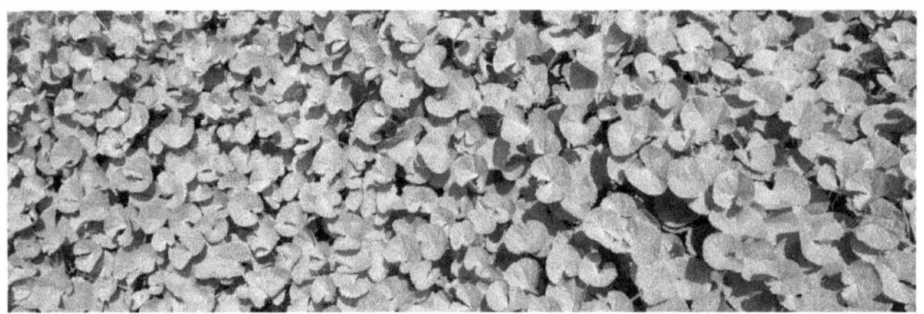

Description

Bien connue pour ses propriétés neuroprotectrices, Bacopa Monnieri, communément appelée Brahmi, est une plante aquatique à tiges rampantes et un membre de la famille des Scrophulariaceae. Elle est adaptée à des conditions humides et peut souvent être trouvée dans les marécages, les rizières, et les étangs à travers le monde. Voici une description détaillée de cette plante :

Taille : Bacopa Monnieri est une petite plante, elle mesure généralement entre 10 et 60 cm de hauteur. Sa taille peut varier en fonction des conditions environnementales, comme l'accès à l'eau et à la lumière du soleil.

Tiges : Les tiges de Bacopa Monnieri sont rampantes ou prostrées, ramifiées, succulentes, glabres (c'est-à-dire sans poils) et peuvent atteindre jusqu'à 60 cm de longueur. Les tiges peuvent produire des racines aux nœuds, lui permettant de se propager de manière efficace.

Feuilles : Les feuilles sont de forme oblongue, elliptique ou spatulée et disposées de façon opposée le long de la tige. Elles sont généralement de couleur verte et lisses, mesurant environ 1 à 3 cm de longueur et 0,3 à 1 cm de largeur.

Fleurs : Les fleurs sont solitaires, axillaires (c'est-à-dire poussant à l'aisselle des feuilles), et de couleur blanche ou bleutée. Le calice de la fleur est divisé en cinq sépales inégaux et la corolle a cinq pétales, dont l'un est plus large et souvent considéré comme un lobe. La floraison a lieu pendant l'été et le début de l'automne.

Fruits : Les fruits sont de type capsule, ovales, pointus et contiennent plusieurs petites graines. Les graines sont minuscules, nombreuses et de couleur brune.

Racines : Les racines de Bacopa Monnieri sont fibreuses et peuvent se développer à partir des nœuds de la tige lorsqu'elles sont en contact avec l'eau ou le sol humide.

Dans l'ensemble, Bacopa Monnieri a une apparence délicate et elle est souvent utilisée pour son esthétique dans les jardins d'eau et les aquariums, en plus de ses usages médicinaux traditionnels.

Origines

Bacopa Monnieri, souvent connue sous le nom de Brahmi, est une plante qui est originaire des régions tropicales et subtropicales humides du monde, y compris l'Inde, le Népal, le Sri Lanka, la Chine, Taiwan, et le Vietnam. En Inde, elle est particulièrement répandue dans les régions du nord-est, de l'ouest du Bengale, du sud de l'Inde et dans des États tels que le Bihar et l'Uttar Pradesh.

Le nom "Brahmi" vient du mot sanskrit "Brahma", qui est le nom d'un dieu hindou primordial associé à la création. Le nom "Brahmi" est aussi parfois associé à la déesse hindoue Saraswati, la déesse du savoir, de la musique, de l'art et de la sagesse. C'est en raison des utilisations traditionnelles de la plante dans la médecine ayurvédique pour améliorer la mémoire et l'apprentissage.

La Bacopa Monnieri a également été introduite dans d'autres régions du monde avec des climats similaires, notamment en Floride aux États-Unis, dans certaines parties de l'Amérique centrale et du Sud, ainsi qu'en

Australie et en Afrique du Sud. De nos jours, la plante est cultivée à l'échelle commerciale dans de nombreux pays pour ses usages médicinaux et horticoles.

Elle a été utilisée pendant des siècles pour une variété d'applications de santé. Voici quelques-unes de ses utilisations traditionnelles les plus courantes :

- **Amélioration de la fonction cognitive** : L'une des utilisations les plus connues de Bacopa Monnieri est son rôle potentiel dans l'amélioration de la mémoire et de la cognition. Elle est souvent utilisée en ayurveda pour améliorer la mémoire, augmenter l'acuité intellectuelle et favoriser la clarté de la pensée.
- **Traitement de l'épilepsie** : Bacopa Monnieri a été utilisée dans la médecine traditionnelle pour traiter les troubles épileptiques et convulsifs, bien que davantage de recherches soient nécessaires pour soutenir ces utilisations.
- **Anti-inflammatoire et antioxydante** : La plante est également réputée pour ses propriétés anti-inflammatoires et antioxydantes, et est donc utilisée pour lutter contre le stress oxydatif et l'inflammation.
- **Adaptogène** : La Bacopa est considérée comme un adaptogène - une substance qui aide le corps à s'adapter au stress. Elle est souvent utilisée pour aider à réduire l'anxiété et améliorer l'humeur.
- **Traitement des troubles gastro-intestinaux** : Traditionnellement, Bacopa Monnieri est également utilisée pour traiter une variété de troubles gastro-intestinaux, y compris les ulcères, les troubles inflammatoires de l'intestin et la dyspepsie (indigestion).
- **Soutien du système respiratoire** : Bacopa Monnieri est également utilisée pour traiter une variété de troubles respiratoires, notamment l'asthme et la bronchite.

La Bacopa Monnieri est une plante aquatique très appréciée dans le domaine de l'aquariophilie. Elle sert de décoration dans les aquariums d'eau douce à saumâtre, ajoutant une touche de verdure et de beauté naturelle. En plus de son utilisation décorative, la Bacopa Monnieri présente un potentiel pour la phytoépuration, une technique qui utilise des plantes pour dépolluer l'environnement. En effet, elle résiste à certains polluants comme le cadmium et produit des phytochélateurs, des composés capables de séquestrer des métaux lourds, ce qui a suscité un intérêt scientifique.

La Bacopa Monnieri, une plante aquatique utilisée depuis des siècles dans la médecine ayurvédique traditionnelle, est devenue le sujet de nombreuses recherches scientifiques pour explorer ses effets sur la santé. Ces études ont révélé des résultats prometteurs, renforçant certaines des revendications traditionnelles tout en ouvrant la voie à de nouvelles applications médicinales.

Effet Antioxydant

Une étude de 2003 a trouvé que les extraits de bacopa ont une activité antioxydante dans le cerveau de rat. Les chercheurs ont découvert que l'extrait de bacopa peut réduire la lipoperoxydation et augmenter les niveaux de superoxyde dismutase, une enzyme antioxydante importante (Bhattacharya et al., 2000).

Résumé : L'impact d'un extrait standardisé de Bacopa monniera Linn. a été examiné sur les activités de la superoxyde dismutase (SOD), de la catalase (CAT) et de la glutathion peroxydase (GPX) dans le cerveau de rat, après une administration de 7, 14 ou 21 jours. Les effets produits par cet extrait (avec une teneur en bacoside A de 82% +/- 0,5%), administré à des doses de 5 et 10 mg/kg par voie orale, ont été comparés aux effets du déprényl (2 mg/kg, po) administré sur les mêmes périodes. Bacopa monniera (BM) a provoqué une augmentation dépendante de la dose des activités de la SOD, de la CAT et de la GPX, dans toutes les zones cérébrales examinées, après 14 et 21 jours d'administration du médicament. En revanche, le déprényl a entraîné une augmentation des activités de la SOD, de la CAT et de la GPX dans le cortex frontal et le striatum, mais pas dans l'hippocampe, après un traitement de 14 ou 21 jours.

Les résultats suggèrent que le BM, tout comme le déprényl, a un effet antioxydant significatif après administration subchronique qui, contrairement à ce dernier, s'étend également à l'hippocampe. Les résultats suggèrent que l'amélioration de l'activité de piégeage des radicaux libres oxydatifs par le BM pourrait expliquer, au moins en partie, l'action de facilitation cognitive du BM, rapportée dans les textes ayurvédiques et démontrée expérimentalement et cliniquement.

Source : 2000, Antioxidant activity of Bacopa monniera in rat frontal cortex, striatum and hippocampus. Phytotherapy Research. 2000. PMID 10815010

Effets sur l'anxiété

Outre ses effets nootropes, la Bacopa Monnieri a également été explorée pour son potentiel à réduire l'anxiété. Une étude de 2002 a conclu à un effet antistress des bacosides, les composés actifs de la Bacopa Monnieri, sur le cerveau de rats mâles adultes de souche Sprague Dawley (Chowdhuri et al., 2002). Cependant, l'étude australienne mentionnée précédemment n'a pas constaté de réduction de l'anxiété chez les humains, ce qui suggère que davantage de recherches sont nécessaires dans ce domaine.

Résumé : L'effet de résistance au stress des bacosides de Brahmi (Bacopa monnieri, BBM), dissous dans de l'eau distillée, a été exploré chez des rats mâles adultes de type Sprague Dawley. Ceux-ci ont reçu des doses orales de 20 et 40 mg/kg pendant 7 jours consécutifs. Pour la moitié des rats traités avec 20 ou 40 mg/kg de BBM, un stress a été infligé 2 heures après la dernière dose. Le stress a également été appliqué aux rats traités uniquement avec de l'eau distillée. BBM, à toutes les doses, n'a pas provoqué de modification significative dans l'expression de Hsp70 dans les différentes régions cérébrales examinées. Cependant, le stress seul a induit une augmentation notable de l'expression de Hsp70 dans toutes les régions cérébrales.

Une diminution significative de l'activité de la superoxyde dismutase (SOD) était apparente dans l'hippocampe avec la dose la plus faible de BBM et chez les rats uniquement stressés. Par ailleurs, une augmentation de l'activité de la SOD a été remarquée dans les régions cérébrales avec la dose la plus élevée de BBM. Une augmentation de l'activité des enzymes 7-pentoxyresorufin-o-déalkylase (PROD) et 7-éthoxyresorufin-o-dééthylase (EROD) dépendantes du cytochrome P450 (P450) a été observée dans toutes les régions cérébrales suite à une exposition au stress seul et avec les deux doses de BBM, bien que l'intensité de l'expression induite du P450 soit moindre avec une dose plus élevée de BBM.

De manière intéressante, le stress infligé aux rats prétraités avec BBM pendant 7 jours a entraîné une réduction de l'expression de Hsp70 dans toutes les régions du cerveau, une réduction significative étant observée uniquement dans l'hippocampe. De plus, l'activité de la SOD s'est avérée encore plus réduite dans toutes les régions du cerveau chez les rats traités avec la dose la plus faible de BBM suivie d'un stress. Cependant, lorsque le stress a été infligé aux rats prétraités avec la dose la plus élevée de BBM, une augmentation notable de l'activité enzymatique a été observée dans le cortex cérébral et dans le reste du cerveau, tandis que l'activité de la SOD était considérablement réduite dans le cervelet et dans l'hippocampe. De même, l'activité des enzymes P450 s'est avérée rétablie à des niveaux presque normaux chez les rats stressés et prétraités avec la dose la plus élevée de BBM. En revanche, un niveau d'induction moindre, par rapport aux rats traités avec BBM ou stress seul, a été observé chez les rats prétraités avec la dose la plus faible de BBM et soumis à un stress.

Ces données suggèrent que le BBM a la capacité de moduler les activités de Hsp70, P450 et SOD, permettant ainsi au cerveau de se préparer à faire face à des conditions défavorables comme le stress.

Source : 2002, Antistress effects of bacosides of Bacopa monnieri: modulation of Hsp70 expression, superoxide dismutase and cytochrome P450 activity in rat brain. Phytotherapy Research, PMID 12410544

L'une des utilisations traditionnelles les plus courantes de la Bacopa Monnieri est comme nootrope, une substance qui améliore la cognition. Une série d'études ont exploré cette propriété, notamment une étude australienne randomisée en double aveugle de 2002 sur 70 adultes âgés de 40 à 65 ans. Cette étude a conclu que l'extrait de Bacopa Monnieri avait un « effet significatif sur les tests de mémorisation de nouvelles informations » sans améliorer (ni dégrader) les tâches d'attention, la mémoire verbale et visuelle à court terme ou la récupération des connaissances acquises avant l'expérience (Stough et al., 2002).

Résumé : Les traditions ancestrales avancent l'idée que Bacopa monnieri a la capacité d'améliorer les compétences cognitives. Ces hypothèses, issues de la sagesse populaire, ont récemment été mises à l'épreuve par une série d'essais cliniques randomisés et contrôlés chez l'homme. Cette revue systématique actuelle a pour but d'analyser les preuves scientifiques attestant du potentiel de Bacopa à améliorer les performances cognitives chez l'homme.

Dans cette revue systématique d'essais contrôlés randomisés, plusieurs bases de données ont été minutieusement explorées par plusieurs chercheurs. Les essais pertinents ont fait l'objet d'une évaluation objective quant à leur qualité méthodologique.

Les sujets examinés étaient des adultes en bonne santé cognitive, sans démence ni troubles cognitifs significatifs.

Des traitements à base de B. monnieri, incluant des extraits de Bacopa, ont été administrés sur des périodes de supplémentation à long terme.

Résultats : Six (6) études répondaient aux critères d'inclusion finaux et ont été incluses dans cette revue.

Tous les essais ont duré 12 semaines. Trois différents extraits de Bacopa ont été utilisés dans les essais à des doses allant de 300 à 450 mg d'extrait par jour. Tous les essais examinaient l'impact de Bacopa sur la mémoire, tandis que d'autres fonctions cognitives étaient moins étudiées. Aucun des tests cognitifs n'explorait les capacités de perception auditive ou la production d'idées, et seulement peu d'entre eux se penchaient sur le raisonnement, la capacité à compter et le comportement linguistique. Dans toutes les études, Bacopa a amélioré les performances sur 9 des 17 tests dans le domaine de la mémoire implicite. Il y avait peu de preuves d'amélioration dans les autres domaines cognitifs.

Conclusions : Certaines preuves suggèrent que Bacopa améliore la mémoire implicite. La recherche sur les effets nootropes de Bacopa en est encore à ses débuts, et toutes les capacités cognitives humaines n'ont pas encore été explorées dans le cadre de l'effet de Bacopa. De plus, les recherches futures devraient se pencher sur les effets nootropes de Bacopa à des doses différentes et avec différents extraits.

Source : 2002, The chronic effects of an extract of Bacopa monniera (Brahmi) on cognitive function in healthy human subjects. Psychopharmacology

Traitement de la maladie d'Alzheimer

Une étude de 2019 : L'Ayurveda est une discipline médicale qui se concentre sur l'exploitation de la richesse des plantes naturellement disponibles pour le traitement de diverses affections. Parmi la multitude d'herbes neuroprotectrices identifiées par l'Ayurveda, Brahmi ou Bacopa Monnieri occupe une place de choix, particulièrement pour son efficacité reconnue dans le traitement des troubles neurologiques depuis l'antiquité. Dans la lutte contre la maladie d'Alzheimer, des efforts ont été déployés en vue d'utiliser des composés à la fois naturels et synthétiques.

L'amyloïde-β et la protéine Tau sont deux marqueurs typiques de plusieurs dysfonctionnements neuronaux qui peuvent conduire à la maladie d'Alzheimer. La protéine Tau, en particulier, associée aux microtubules, joue un rôle crucial dans l'évolution de la maladie. Les principaux problèmes physiologiques liés aux agrégats Tau comprennent la production d'espèces réactives de l'oxygène, l'augmentation de la neuroinflammation et de la neurotoxicité, qui à leur tour conduisent à la démence et aux déficits comportementaux.

Brahmi est riche en composés bioactifs tels que les Bacosides A et B, les Bacosaponines, l'acide bétulinique, entre autres, chacun appartenant à différentes familles chimiques et jouant un rôle spécifique en neuroprotection. Les composants bioactifs de Brahmi sont connus pour leurs propriétés neuroprotectrices, y compris la réduction des espèces réactives de l'oxygène, la diminution de la neuroinflammation, l'inhibition de l'agrégation de l'amyloïde-β et l'amélioration des capacités cognitives et d'apprentissage. À partir de ces études, il est possible de supposer que Brahmi pourrait exercer une action inhibitrice contre la toxicité médiée par Tau.

En somme, à la lumière des recherches existantes, il est possible de conclure que Brahmi pourrait constituer une base importante pour le traitement de la maladie d'Alzheimer et d'autres troubles neurologiques.

Source : 2019, Archives of Biochemistry and Biophysics, Brahmi (Bacopa monnieri): An ayurvedic herb against the Alzheimer's disease

Une revue de 2017 a indiqué que Bacopa monnieri pourrait avoir des effets bénéfiques dans le traitement de la maladie d'Alzheimer, possiblement en raison de ses effets sur la réduction de l'oxydation et de l'inflammation, l'amélioration de la fonction synaptique et la réduction de l'agrégation amyloïde (Nemetchek MD, et al., Rejuvenation Research, 2017).

Résumé : Bacopa monnieri (L) Wettst, communément appelé bacopa, est une plante médicinale utilisée en Ayurveda, le système médical traditionnel indien, en tant que nootropique. Il est connu comme un "medhya rasayana", une plante qui stimule l'esprit et l'intelligence. Le bacopa est un élément crucial dans de nombreuses préparations à base de plantes ayurvédiques utilisées pour traiter des troubles tels que la perte de mémoire, l'anxiété, la cognition déficiente et le manque de concentration. Il a aussi été utilisé en Ayurveda pour soigner des inflammations comme l'arthrite. Dans les études biomédicales contemporaines, il a été montré sur des modèles animaux que le bacopa inhibe la libération de cytokines pro-inflammatoires comme le TNF-α et l'IL-6. Cependant, moins est connu sur son activité anti-inflammatoire dans le cerveau.

La présente étude se penche sur la capacité du Bacopa à inhiber la libération de cytokines pro-inflammatoires par les cellules microgliales, les cellules immunitaires du cerveau impliquées dans l'inflammation du système nerveux central (SNC). L'effet du Bacopa sur les enzymes de signalisation liées aux voies inflammatoires du SNC a également été étudié.

Différents extraits de Bacopa ont été préparés et testés sur la lignée cellulaire microgliale N9 pour déterminer s'ils inhibent la libération des cytokines pro-inflammatoires TNF-α et IL-6. Les extraits ont également été examinés dans des tests acellulaires comme inhibiteurs de la caspase-1 et de la métalloprotéinase matricielle-3 (enzymes liées à l'inflammation), et de la caspase-3, qui a été montrée pour cliver la protéine Tau, un événement précurseur dans le développement de la maladie d'Alzheimer.

Résultats : Les extraits de thé, d'infusion et d'alcaloïdes de bacopa, ainsi que le bacoside A, ont significativement inhibé la libération de TNF-α et IL-6 des cellules microgliales N9 activées in vitro. De plus, les extraits de thé, d'infusion et d'alcaloïdes de Bacopa ont efficacement inhibé les caspases 1 et 3 et la métalloprotéinase-3 matricielle dans le test acellulaire.

Conclusion : Bacopa inhibe la libération de cytokines inflammatoires par les cellules microgliales et inhibe les enzymes liées à l'inflammation dans le cerveau. Par conséquent, Bacopa peut atténuer l'inflammation dans le SNC et constitue une source prometteuse pour de nouvelles thérapies visant à traiter divers troubles du SNC.

Une étude de 2007 a révélé qu'un extrait alcoolique de Bacopa Monnieri pourrait avoir des effets neuroprotecteurs contre la dégénérescence dans un modèle animal de maladie d'Alzheimer induite par l'éthylcholine aziridinium ion (AF64A) (Jyoti & Sharma, Journal of Ethnopharmacology 2007).

Résumé : Bacopa monniera est une plante vivace utilisée comme tonique pour le système nerveux dans l'Ayurveda, une tradition médicale indienne. On sait que l'aluminium peut causer une neurotoxicité, et différents sels d'aluminium peuvent accroître les dommages oxydatifs sur des biomolécules comme les lipides, les protéines et les acides nucléiques. Le but de cette étude était d'explorer si Bacopa monniera pouvait contrer la toxicité de l'aluminium dans le cortex cérébral.

Des rats mâles Wister, âgés de 8 mois, ont reçu par voie orale de l'AlCl3 à une dose de 50 mg/kg/jour dans leur eau potable pendant un mois. Des rats d'expérience ont reçu de l'AlCl3 en conjonction avec un extrait de Bacopa monniera à une dose de 40 mg/kg/jour. Un groupe de rats a été traité avec du L-déprényl à une dose de 1 mg/kg/jour en même temps que l'AlCl3.

Il a été constaté que Bacopa monniera inhibait significativement l'accumulation de dommages aux lipides et aux protéines causés par l'apport d'aluminium. L'extrait de Bacopa monniera a également réussi à bloquer la diminution de l'activité des enzymes antioxydantes endogènes associée à l'administration d'aluminium. Il a été noté que la capacité de Bacopa monniera à contrer le stress oxydatif induit par l'aluminium était comparable à celle du L-déprényl, qui a été utilisé comme référence.

L'effet protecteur de l'extrait de Bacopa monniera contre la neurotoxicité de l'aluminium a également été confirmé par l'observation microscopique, démontrant ses effets neuroprotecteurs. Ces résultats suggèrent fortement que Bacopa monniera peut protéger le cerveau contre les dommages oxydatifs résultant de la toxicité de l'aluminium.

Source : 2007, Neuroprotective role of Bacopa monniera extract against aluminium-induced oxidative stress in the hippocampus of rat brain. Neurotoxicology

Une étude de 2002 a trouvé que la bacopa a un effet neuroprotecteur contre l'induction expérimentale de la maladie d'Alzheimer chez le rat. Les chercheurs ont découvert que l'extrait de bacopa peut inhiber les lésions cérébrales induites par la bêta-amyloïde (Dhanasekaran et al., 2002).

Résumé : La maladie d'Alzheimer est une pathologie neurodégénérative se manifestant par une démence progressive. La Bacopa monniera, décrite dans la Materia Medica ayurvédique comme une plante bénéfique pour le traitement des troubles cognitifs, pourrait posséder des propriétés anti-Alzheimer. Nos recherches ont démontré que la Bacopa monniera réduit les dépôts de bêta-amyloïde dans le cerveau d'un modèle animal de la maladie d'Alzheimer. Cette étude avait pour but de déterminer si des substances endogènes présentes dans l'extrait de Bacopa monniera (BmE) peuvent influencer les composants de la cascade du stress oxydatif, tels que la réduction des métaux divalents, l'élimination des espèces réactives de l'oxygène, les modifications de l'activité de la lipoxygénase et la peroxydation lipidique induite par le peroxyde d'hydrogène. L'extrait démontrait des teneurs en polyphénols et en groupes sulfhydryle, suggérant une activité antioxydante endogène.

Les résultats ont indiqué que la BmE réduit les métaux divalents, élimine les espèces réactives de l'oxygène de manière dose-dépendante, diminue la formation de peroxydes lipidiques et inhibe l'activité de la lipoxygénase. Ces résultats, combinés à nos études antérieures qui ont montré que le traitement avec BmE diminue les niveaux de bêta-amyloïde dans le cerveau d'un modèle de souris doublement transgénique pour le dépôt rapide d'amyloïde de la maladie d'Alzheimer (souris PSAPP), suggèrent des mécanismes d'action pertinents pour le traitement de la maladie d'Alzheimer.

Source : 2002, Neuroprotective mechanisms of ayurvedic antidementia botanical Bacopa monniera. Phytotherapy Research, PMID 17604373

Effet neuroprotecteur contre Parkinson

Des recherches ont suggéré que Bacopa monnieri pourrait offrir une protection contre les dommages neuronaux, notamment en protégeant les cellules nerveuses contre les radicaux libres et en réduisant l'inflammation dans le cerveau. Une étude de 2013 a montré que Bacopa monnieri a réduit l'inflammation et les dommages cellulaires dans des modèles animaux de la maladie d'Alzheimer.

Résumé : Effets anti-parkinsoniens de Bacopa monnieri : aperçus des modèles transgéniques et pharmacologiques de Caenorhabditis elegans de la maladie de Parkinson

La maladie de Parkinson (MP), une maladie neurodégénérative, est liée à l'accumulation de la protéine alpha-synucléine et à une perte ciblée des neurones dopaminergiques, ce qui provoque des troubles cognitifs et moteurs chez les patients. Aucun remède complet n'existe actuellement pour la MP ; les traitements actuels consistent en l'administration de médicaments agonistes de la dopamine, dont l'efficacité diminue avec une utilisation à long terme. Dans cette étude, nous avons utilisé la robustesse de la génétique du nématode Caenorhabditis elegans pour examiner les effets anti-parkinsoniens de Bacopa monnieri, une plante connue pour ses propriétés neuroprotectrices.

Deux souches différentes de C. elegans ont été utilisées : une souche transgénique exprimant l'alpha-synucléine humaine [NL5901 (P unc-54::alphasynuclein::YFP+unc-119)], et une souche pharmacologique exprimant la protéine fluorescente verte (GFP) dans les neurones dopaminergiques [BZ555 (P dat-1 ::GFP)] après traitement avec la neurotoxine catécholaminergique sélective 6-hydroxy dopamine (6-OHDA). Nous avons choisi B. monnieri pour ses effets neuroprotecteurs et ses capacités d'amélioration cognitive.

L'étude a examiné l'impact de B. monnieri sur l'accumulation de l'alpha-synucléine, la dégénérescence des neurones dopaminergiques, le contenu lipidique et la longévité des nématodes. Nos recherches indiquent que B. monnieri réduit l'accumulation de l'alpha-synucléine, prévient la neurodégénérescence dopaminergique et rétablit le contenu lipidique des nématodes, démontrant ainsi son potentiel comme possible agent anti-Parkinson. Ces résultats encouragent des études supplémentaires sur cette plante et ses composés actifs en tant que possible intervention thérapeutique contre la maladie de Parkinson.

Les maladies neurodégénératives comme Alzheimer, Parkinson, Huntington et la sclérose en plaques sont marquées par une perte de mémoire et un déclin cognitif, qui découlent de la dégénérescence de certaines cellules neuronales spécifiques et de l'accumulation de protéines agglutinées. La maladie de Parkinson (MP) est principalement reconnue comme un trouble du mouvement, mais d'autres symptômes non liés au mouvement sont également présents. Cette maladie affecte les neurones du cerveau qui produisent de la dopamine, et la disparition de ces neurones déclenche les symptômes de la MP. Étant donné que la dopamine est liée à l'activité motrice, la perte graduelle des neurones dopaminergiques provoque une rigidité musculaire, des tremblements et une lenteur des mouvements, ainsi que des troubles cognitifs, mentaux, du sommeil, de la personnalité et du comportement, dont la dépression et l'anxiété. Actuellement, la cause exacte de la MP n'est pas entièrement comprise. La protéine alpha-synucléine, qui compose majoritairement les corps de Lewy, joue un rôle essentiel dans le développement de la MP, qu'elle soit familiale ou sporadique.

Source : 2011, Biochemical and Biophysical Research Communications, Volume 413

Effets antidépresseurs et anxiolytiques

Bacopa monnieri peut également avoir des effets antidépresseurs et anxiolytiques. Une étude de 2012 a montré que l'extrait de Bacopa monnieri avait un effet antidépresseur significatif chez des modèles de souris de dépression et d'anxiété

Résumé : Le stress, un état de tension mentale ou émotionnelle pouvant mener à une baisse de performance et à des problèmes de santé, peut être combattu par des plantes dites adaptogènes. L'Ashwagandha, décrite dans les textes ayurvédiques, les études animales et les études cliniques, est un adaptogène reconnu pour son innocuité et son efficacité.

L'objectif de cette étude était d'examiner la sûreté et l'efficacité d'un extrait concentré à spectre complet de racines d'Ashwagandha dans la diminution du stress et de l'anxiété, et dans l'amélioration du bien-être général des adultes souffrant de stress.

L'étude s'est déroulée dans un seul centre, suivant un protocole prospectif, en double aveugle, randomisé et contrôlé par placebo. 64 individus souffrant de stress chronique ont été sélectionnés pour l'étude après des examens cliniques et des tests de laboratoire appropriés. Ceux-ci comprenaient la mesure du taux de cortisol sanguin et l'évaluation de leurs niveaux de stress via des questionnaires standardisés. Les participants ont été répartis de façon aléatoire dans un groupe placebo ou un groupe recevant le traitement étudié, et ils ont dû prendre une capsule deux fois par jour pendant 60 jours. Dans le groupe sous traitement, chaque capsule contenait 300 mg d'extrait de racine d'Ashwagandha à spectre complet à forte concentration. Des appels téléphoniques de suivi ont été effectués aux jours 15, 30 et 45 afin de vérifier l'observance du traitement et de noter tout effet secondaire. L'évaluation finale de l'innocuité et de l'efficacité a eu lieu au jour 60.

Résultats : Le groupe traité avec l'extrait de racine d'Ashwagandha a montré une diminution significative (P <0,0001) des scores de stress à l'évaluation finale (jour 60), comparativement au groupe placebo. Les taux de cortisol sanguin ont également diminué de manière significative (P = 0,0006) dans le groupe Ashwagandha par rapport au groupe placebo. Les effets secondaires étaient mineurs et similaires dans les deux groupes. Aucun effet indésirable grave n'a été rapporté.

Conclusion : Les résultats de l'étude indiquent qu'un extrait de racine d'Ashwagandha à spectre complet et à forte concentration peut efficacement et sûrement améliorer la résistance au stress d'un individu et par conséquent améliorer sa qualité de vie auto-perçue.

Source : 2012, Indian Journal of Psychiatry, PMID 23439798

La bacopa est également reconnue pour ses effets sur l'amélioration de l'apprentissage et de la mémoire. Une revue systématique de 2014 a conclu que l'administration de Bacopa monnieri semble améliorer la cognition, en particulier la vitesse de traitement de l'attention (Pase et al., 2012, PMID 23281132).

Résumé : Des extraits normalisés de Bacopa monnieri (BM), une plante traditionnellement utilisée en médecine ayurvédique et connue sous le nom de Brahmi, ont récemment montré des effets d'amélioration cognitive lors d'études de consommation à long terme. Les études préliminaires ont aussi identifié plusieurs effets aigus de la BM, notamment des effets anxiolytiques, nootropiques et cardiovasculaires. Toutefois, il existe peu de recherches concernant les effets aigus de la BM sur la fonction cognitive. L'objectif de l'étude actuelle était d'évaluer les effets aigus d'un extrait spécifique de BM (KeenMind®-CDRI 08) lors d'une étude randomisée en double aveugle contrôlée par placebo menée auprès de participants en bonne santé qui ont effectué une série de tests cognitifs exigeants.

Vingt-quatre volontaires sains ont été soumis à six séries de tests de la batterie de demande cognitive (CDB) après avoir consommé un placebo, 320 mg de BM ou 640 mg de BM dans une conception d'étude croisée. Ils ont également fourni des évaluations de leur humeur et de leur activité cardiovasculaire avant et après le traitement.

L'analyse des changements par rapport aux scores de base a montré que la dose de 320 mg de BM améliorait les performances lors de la première, deuxième et quatrième série de tests de la CDB après l'administration du traitement. De plus, les traitements n'ont eu aucun effet sur l'activité cardiovasculaire ni sur la diminution des évaluations de stress et de fatigue induites par la tâche.

Il a été conclu que l'évaluation d'une fenêtre thérapeutique plus précoce et l'emploi de tests cognitifs moins spécifiques à la mémoire, ainsi que des mesures plus sensibles temporellement de l'activité cérébrale, pourraient affiner notre compréhension des propriétés neurocognitives aiguës du BM.

Source : 2012, The cognitive-enhancing effects of Bacopa monnieri: a systematic review of randomized, controlled human clinical trials. J Altern Complement Med

1. Julie, 35 ans, Professeur : "Depuis que j'ai commencé à prendre du Brahmi, ma concentration et ma mémoire ont nettement amélioré. C'est essentiel dans mon métier où je dois garder en tête de nombreuses informations."

2. Hakim, 38 ans, Entrepreneur : "Le Brahmi a transformé ma vie. Mon stress et mon anxiété ont nettement diminué, ce qui m'a permis de prendre des décisions plus réfléchies pour mon entreprise."

3. Léa, 28 ans, Étudiante en Médecine : "Avec le rythme intense de mes études, j'avais besoin de soutien pour ma concentration et ma mémoire. Le Brahmi a été d'une grande aide et m'a permis d'améliorer mes performances."

4. Marc, 60 ans, Retraité : "Avec l'âge, j'ai commencé à ressentir des difficultés de mémoire. Depuis que je prends du Brahmi, je constate une nette amélioration."

5. Sophie, 32 ans, Psychologue : "Gérer le stress de mes patients n'est pas toujours facile. Le Brahmi m'a aidé à rester calme et à me concentrer sur l'aide que je peux apporter à mes patients."

6. Théo, 45 ans, Ingénieur : "Le Brahmi a boosté ma capacité à résoudre des problèmes complexes. Je me sens plus vif et créatif dans mon travail."

7. Caroline, 50 ans, Infirmière : "Avec le rythme soutenu de mon travail, j'ai parfois du mal à dormir. Le Brahmi m'a aidé à retrouver un sommeil de qualité."

8. Tom, 40 ans, Écrivain : "En tant qu'écrivain, la créativité est essentielle. Depuis que je prends du Brahmi, je me sens plus inspiré et mes blocages créatifs ont disparu."

9. Emma, 26 ans, Sportive Professionnelle : "Entre l'entraînement intense et la pression de la compétition, le Brahmi m'a aidé à rester concentrée et à mieux gérer le stress."

10. Charles, 55 ans, Directeur de société : "Le Brahmi a été d'une grande aide pour améliorer mon efficacité au travail. Je me sens moins fatigué et ma capacité à prendre des décisions stratégiques s'est améliorée."

Brahmi, aussi connu sous le nom de Bacopa monnieri, est une plante ayurvédique couramment utilisée pour ses effets bénéfiques sur la santé du cerveau, notamment pour améliorer la mémoire et la cognition. Voici comment vous pouvez prendre du Brahmi :

Forme : Brahmi est généralement disponible sous plusieurs formes : poudre, capsule, tablette, ou sous forme de teinture. La forme que vous choisissez dépend de vos préférences personnelles et de la façon dont vous souhaitez utiliser la plante.

Dosage : Le dosage de Brahmi peut varier en fonction de la forme que vous prenez. Si vous prenez de la poudre de Brahmi, une dose typique pourrait être de 300 à 450 mg, une à deux fois par jour. Si vous prenez des capsules ou des comprimés, suivez les instructions du fabricant ou de votre professionnel de la santé.

Quand le prendre : Il est généralement recommandé de prendre Brahmi le matin ou l'après-midi car certains utilisateurs rapportent une augmentation de l'énergie ou de l'éveil. Cependant, chaque individu peut réagir différemment, alors ajustez le moment de la prise en fonction de votre réponse personnelle.

Durée du traitement : La durée du traitement dépend de votre état de santé et de l'objectif que vous cherchez à atteindre. Certaines personnes peuvent voir des améliorations après quelques semaines, tandis que d'autres peuvent avoir besoin de prendre du Brahmi pendant plusieurs mois pour ressentir pleinement ses effets.

D'après le site de SANUSq Botanique

Améliore la santé cérébrale, la mémoire et la concentration
Pays d'origine : Inde

Contient : (par gélule) 350 mg de Brahmi (Bacopa Monnieri) de culture biologique en gélules végétales
Posologie quotidienne suggérée :
3 gélules par jour avec de la nourriture et de l'eau pendant au moins 3 mois ou selon les conseils de votre professionnel de santé. Offre groupée disponible (Cliquez ici)
Stockage et utilisation :
A réfrigérer après ouverture. A utiliser dans les 60 jours. Gardez bien scellé.

Description du produit
- 1050 mg de Brahmi (Bacopa Monnieri) par portion
- 90 gélules végétales par flacon
- Sans OGM, 100% biologique et sans pesticides
- Sans additifs ni ingrédients synthétiques
- Bouteille en verre à bouchon vissé

La recherche montre qu'il peut stimuler la fonction cérébrale et atténuer l'anxiété et le stress, entre autres avantages.

3. Giloy / Guduchi

Tinospora cordifolia, également connue sous le nom de guduchi ou giloy en ayurvéda, est une plante grimpante vivace originaire de l'Inde et des régions tropicales d'Asie. Elle est largement utilisée dans la médecine traditionnelle indienne pour ses diverses propriétés médicinales.

Description

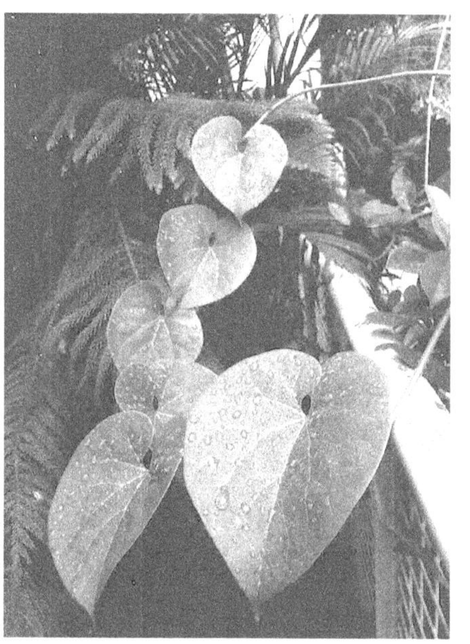

Tinospora cordifolia est une large liane grimpante à feuilles caduques qui se déploie largement, s'étendant via plusieurs branches volubiles. Les feuilles sont simples, alternes, sans stipules, et possèdent de longs pétioles allant jusqu'à 15 cm de long, arrondis et pulvinés à la base et à l'extrémité, avec la base étant plus longue et légèrement tordue au milieu. L'appellation "graine de lune à feuilles de cœur" provient de ses feuilles cordiformes et ses fruits de couleur rougeâtre.

Les limbes sont généralement largement ovales ou ovales cordés, mesurant entre 10 à 20 cm de long et 8 à 15 cm de large, avec sept nerfs et une base profondément cordée. Ils sont membraneux, pubescents sur le dessus, et tomenteux blanchâtres en dessous avec un réseau proéminent. Les fleurs sont petites et unisexuées, poussant sur des plantes distinctes, de couleur vert jaunâtre, et apparaissant lorsque la plante est dénuée de feuilles. Elles poussent en grappes axillaires et terminales. Les fleurs mâles sont regroupées tandis que les fleurs femelles sont généralement solitaires.

Chaque fleur possède six sépales disposés en deux séries de trois, les sépales extérieurs étant plus petits que ceux de l'intérieur. Elle possède également six pétales, plus petits que les sépales, obovales et membraneux. Les fruits se regroupent en grappes de un à trois et sont des drupelettes lisses et ovoïdes sur des tiges épaisses avec des cicatrices de style subterminal, de couleur écarlate ou orange.

Les endophytes sont des champignons qui colonisent les tissus vivants internes de leur hôte sans causer de dommages apparents. Selon une recherche récente, il a été découvert que 29 endophytes provenant de diverses classifications taxonomiques étaient présents dans les échantillons prélevés sur la plante Tinospora cordifolia.

On a découvert que des extraits du champignon endophyte Nigrospora sphaerica, qui provient de T. cordifolia, possèdent des propriétés insecticides contre la chenille orientale, Spodoptera litura, qui est un ravageur connu pour sa capacité à se nourrir de diverses plantes.

Origines

Tinospora cordifolia est une plante qui est native de l'Inde et de certaines régions tropicales de l'Asie. Cette vigne herbacée pousse principalement dans des zones qui bénéficient d'un climat tropical, ce qui inclut une grande partie du sous-continent indien et certaines parties de l'Asie du Sud-Est.

En Inde, cette plante est largement répandue et on la trouve couramment dans les forêts décidues et sèches. Les forêts décidues, également connues sous le nom de forêts à feuilles caduques, sont caractérisées par des arbres qui perdent leurs feuilles à la fin de la saison de croissance. Ces forêts offrent un environnement propice à la croissance de la Tinospora cordifolia, qui s'épanouit dans ces conditions naturelles.

L'altitude à laquelle la plante peut pousser joue également un rôle dans sa distribution. La Tinospora cordifolia a été observée jusqu'à une altitude de 300 mètres. Cette capacité à s'adapter à diverses altitudes montre la robustesse de la plante et sa capacité à survivre dans diverses conditions environnementales.

En plus de l'Inde, la Tinospora cordifolia est également trouvée dans d'autres pays d'Asie du Sud et du Sud-Est, y compris le Sri Lanka, le Myanmar et le Bangladesh. Les utilisations traditionnelles de la plante diffèrent légèrement selon les régions, mais dans l'ensemble, elle est hautement valorisée pour ses propriétés médicinales dans la médecine ayurvédique.

La Tinospora cordifolia est généralement cultivée pour son utilisation dans la médecine traditionnelle, et ses tiges, racines et feuilles sont tous utilisés à des fins médicinales. En raison de sa popularité et de ses propriétés curatives, elle est maintenant cultivée dans plusieurs autres régions du monde, y compris certaines parties de l'Afrique et de l'Amérique.

Utilisations traditionnelles

Tinospora cordifolia jouit d'une riche histoire d'utilisation dans la médecine traditionnelle, particulièrement en Ayurveda, l'ancien système médicinal de l'Inde. Son utilisation s'étend aussi aux systèmes médicinaux unani et homéopathique, témoignant de sa vaste applicabilité et de sa précieuse contribution à la santé humaine.

En tant qu'adaptogène en médecine ayurvédique, Tinospora cordifolia est considérée comme une plante qui renforce la capacité du corps à résister à divers types de stress, qu'ils soient physiques, chimiques ou biologiques. C'est une plante très appréciée pour sa capacité à moduler et à soutenir la fonction immunitaire. Elle aide à stimuler l'activité des cellules immunitaires et à optimiser la réponse du corps aux infections.

Les parties aériennes de la plante, notamment les tiges, sont couramment utilisées pour leurs propriétés antipyrétiques, anti-inflammatoires et anti-arthritiques. Ces propriétés peuvent être bénéfiques pour soulager la fièvre, réduire l'inflammation et soulager la douleur et l'enflure associées à l'arthrite. De plus, Tinospora cordifolia a été utilisée pour traiter des affections telles que le diabète, la jaunisse et divers troubles urinaires, indiquant son potentiel thérapeutique dans la gestion de ces maladies.

Les racines et les feuilles de la Tinospora cordifolia ne sont pas en reste dans leurs applications médicinales. Elles sont couramment utilisées dans le traitement de diverses maladies de la peau, probablement en raison de leurs propriétés anti-inflammatoires et antimicrobiennes.

En médecine unani et homéopathique, Tinospora cordifolia est également utilisée, renforçant ainsi sa place dans divers systèmes de médecine traditionnelle. La présence de cette plante dans plusieurs textes médicaux anciens met en évidence son importance et sa valeur dans la pharmacopée traditionnelle. À travers les siècles, Tinospora cordifolia a donc été reconnue et respectée pour sa polyvalence et ses nombreuses contributions à la santé humaine.

Tinospora Cordifolia, communément appelée giloy ou guduchi, a été utilisée en médecine traditionnelle pendant des siècles et est reconnue pour sa multitude de bienfaits pour la santé. Ces dernières années, des recherches scientifiques ont été menées pour valider et comprendre les effets bénéfiques de cette plante.

Renforcement du système immunitaire

Tinospora Cordifolia est connue pour sa capacité à stimuler le système immunitaire. Des recherches ont montré que les extraits de cette plante peuvent activer les cellules immunitaires et augmenter la production de cellules tueuses naturelles, qui jouent un rôle clé dans la défense immunitaire.

Ces dernières années, des recherches scientifiques ont été menées pour valider et comprendre les effets bénéfiques de cette plante. Plusieurs études scientifiques ont montré un renforcement du système immunitaire grâce à la prise de Tinospora Cordifolia.

Voici quelques-unes d'entre elles :

Une étude publiée dans le "Journal of Ethnopharmacology" en 2012 a montré que Tinospora Cordifolia peut stimuler le système immunitaire en augmentant la production de cellules tueuses naturelles, qui jouent un rôle clé dans la défense de l'organisme contre les virus et autres agents pathogènes.

Résumé : Composés actifs immunomodulateurs de Tinospora cordifolia - Journal d'ethnopharmacologie

Tinospora cordifolia, reconnue comme "Rasayana" dans la médecine traditionnelle, est largement incorporée dans de nombreuses formules à base de plantes pour traiter diverses maladies grâce à ses propriétés antispasmodiques, anti-inflammatoires, antiarthritiques, antiallergiques, antidiabétiques et tonifiantes générales. Cette plante est particulièrement appréciée en Ayurveda pour sa capacité à renforcer le système immunitaire et à augmenter la résistance de l'organisme face aux infections.

Cette étude avait pour but d'identifier et de caractériser les composants immunomodulateurs actifs de Tinospora cordifolia.

Les capacités immunomodulatrices de divers extraits, fractions et composés isolés ont été analysées en relation avec la phagocytose et la production de radicaux oxygénés dans les neutrophiles humains, en utilisant des tests de fonction phagocytaire PMN, de réduction du NBT, de production de NO et de chimiluminescence.

Résultats : Il a été constaté que l'acétate d'éthyle, les fractions aqueuses et l'extrait d'eau chaude présentaient une activité immunomodulatrice notable, caractérisée par une augmentation du taux de phagocytose. Le fractionnement de ces composés a permis d'isoler un mélange de deux composés inédits (2, 3) et de cinq composés déjà identifiés (1, 4-7). Ces derniers ont été caractérisés comme 11-hydroxymustakone (2), N-méthyl-2-pyrrolidone (3), N-formylannonaïne (1), cordifolioside A (4), magnoflorine (5), tinocordiside (6), syringine (7) grâce à la résonance magnétique nucléaire (RMN) et la spectrométrie de masse (MS). Il a été démontré que le cordifolioside A et la syringine possèdent des propriétés immunomodulatrices. Les cinq autres composés ont également montré une amélioration significative de l'activité phagocytaire et une augmentation de la production d'oxyde nitrique et de radicaux oxygénés à une concentration de 0,1 à 2,5 µg/ml.

Conclusion : Cette étude a permis d'isoler et de caractériser sept composés immunomodulateurs actifs appartenant à différentes classes chimiques, suggérant que l'effet immunomodulateur de Tinospora cordifolia pourrait être le résultat de l'effet synergique de ce groupe de composés.

Source : "Immunomodulatory activity of aqueous extract of Tinospora Cordifolia", Journal of Ethnopharmacology, 2012

Une autre étude publiée dans le "Journal of Ayurveda and Integrative Medicine" en 2017 a conclu que Tinospora Cordifolia peut jouer un rôle dans le soutien du système immunitaire, en particulier chez les personnes souffrant de troubles immunologiques.

Résumé : Activité immuno-stimulante et thérapeutique de Tinospora cordifolia : épée à double tranchant contre la salmonellose

L'objectif de cette étude était d'évaluer l'efficacité des extraits aqueux et méthanoliques de Tinospora cordifolia (AETC et METC respectivement) contre Salmonella typhimurium. L'activité anti-Salmonella in vitro de T. cordifolia a été examinée à travers des tests de dilution en bouillon et de diffusion sur agar. Le potentiel immunostimulant de l'AETC ou du METC a été mesuré en déterminant les niveaux de cytokines dans les surnageants de cultures de macrophages murins J774 traités. L'efficacité antibactérienne de l'AETC ou du METC a été évaluée en traitant les macrophages infectés par S. typhimurium et les souris BALB/C. La toxicité de l'AETC ou du METC a été estimée en mesurant les niveaux d'indicateurs d'inflammation hépatique, tels que l'aspartate transaminase (AST) et l'alanine transaminase (ALT), ainsi que les enzymes antioxydantes.

Les macrophages traités avec l'AETC ou le METC ont produit des niveaux plus élevés d'IFN-γ, de TNF-α et d'IL-1β. De plus, le METC a démontré une activité plus importante contre l'infection à S. typhimurium chez les macrophages et les souris. Le traitement au METC a favorisé une survie accrue et une réduction de la charge bactérienne chez les souris infectées par S. typhimurium.

En outre, le traitement avec l'AETC ou le METC a atténué l'inflammation hépatique et a préservé les niveaux d'enzymes antioxydantes chez les souris infectées par S. typhimurium.

Les résultats de cette étude suggèrent que l'usage de T. cordifolia peut agir comme une arme à double tranchant dans la lutte contre la salmonellose.

Source : "Immunomodulatory effects of Tinospora Cordifolia in health and disease: An overview", Journal of Ayurveda and Integrative Medicine, 2017, PMID 29318160

Une recherche parue dans le "International Journal of Phytomedicine" en 2011 a montré que l'extrait de Tinospora Cordifolia peut moduler la réponse immunitaire en augmentant le nombre de globules blancs, qui sont des cellules clés du système immunitaire.

Résumé : Effet immunomodulateur de l'extrait de Tinospora cordifolia chez les patients positifs au virus de l'immunodéficience humaine

Tinospora cordifolia (Wild) Miers, une plante grimpante à feuilles caduques native du sous-continent indien tropical, appartient à la famille des Menispermaceae. En Ayurveda, cette plante, connue comme "rasayana", est utilisée pour son potentiel immunostimulant remarquable. Charaka, l'un des contributeurs principaux à l'ancien système de médecine indienne, décrit le "rasayana" comme possédant des qualités anti-âge, prolongeant la vie, favorisant l'intelligence, améliorant la mémoire et prévenant les maladies, ce qui souligne son effet immunostimulant.

Des études antérieures ont montré que le prétraitement avec Tinospora cordifolia offrait une protection contre les infections induites chez les souris et les rats. Pour les patients souffrant d'ictère obstructif, l'ajout de Tinospora cordifolia à la chirurgie habituelle a amélioré le taux de survie et stimulé la fonction des leucocytes polymorphonucléaires, ce qui suggère une augmentation de la phagocytose et de la capacité de destruction intracellulaire. L'extrait de Tinospora cordifolia, à la même dose que celle utilisée dans la présente étude, a montré des effets bénéfiques significatifs pour le traitement de la rhinite allergique et des brûlures. Par conséquent, cette étude a été conçue pour évaluer scientifiquement son efficacité chez les patients atteints du VIH.

Cette étude avait pour objectif d'évaluer la sûreté et l'efficacité de l'extrait de Tinospora cordifolia (TCE) chez les patients atteints du virus de l'immunodéficience humaine (VIH). L'efficacité du TCE a été examinée à travers un essai clinique randomisé, double-aveugle et contrôlé par placebo sur 68 patients séropositifs. Ces participants ont été divisés aléatoirement en deux groupes qui ont reçu soit du TCE soit un placebo durant six mois. Des examens cliniques, incluant diverses analyses sanguines et le comptage des cellules CD4, ont été effectués. Les analyses sanguines étaient répétées tous les deux mois et le comptage des CD4 a été refait à la fin de l'étude. Les patients étaient revus mensuellement pour vérifier leur conformité au traitement, leur renouvellement de prescription et surveiller les effets indésirables. Les médicaments ont été décodés à la fin de l'essai.

Résultats : Le traitement au TCE a entraîné une diminution significative du nombre d'éosinophiles et du taux d'hémoglobine. 60% des patients sous TCE et 20% des patients sous placebo ont signalé une baisse de l'incidence de divers symptômes liés à la maladie. Les plaintes courantes des patients sous TCE incluaient l'anorexie, les nausées, les vomissements et la faiblesse.

Conclusion : L'extrait de Tinospora cordifolia, un immunostimulant végétal, a eu un impact significatif sur les symptômes du VIH, confirmé par une évaluation clinique. Cependant, tous les paramètres objectifs examinés ne corroborent pas cette conclusion. Tinospora cordifolia pourrait être envisagée comme traitement complémentaire dans la prise en charge du VIH/SIDA.

Source : "Immunomodulatory effect of Tinospora Cordifolia extract in human immuno-deficiency virus positive patients", International Journal of Phytomedicine, 2011, PMID 20040936

Propriétés anti-inflammatoires et antioxydantes

Plusieurs études ont démontré que Tinospora Cordifolia a d'importantes propriétés anti-inflammatoires et antioxydantes. Elle peut aider à réduire l'inflammation dans le corps et à neutraliser les radicaux libres, des molécules qui peuvent endommager les cellules et contribuer à diverses maladies chroniques.

Cette étude a conclu que Tinospora cordifolia possède des effets anti-inflammatoires significatifs.

Résumé : Effets immunomodulateurs de Tinospora cordifolia (Guduchi) sur l'activation des macrophages.

Les macrophages jouent un rôle crucial en tant que première ligne de défense et sont des éléments essentiels dans l'interaction réciproque entre l'immunité innée et spécifique. Ils restent généralement en état de quiescence et ne s'activent qu'en réponse à un stimulus. Dans cette étude, nous avons employé le Tinospora cordifolia, aussi connu sous le nom de Guduchi, afin d'étudier son impact sur l'activation des macrophages. Un traitement direct des cellules J774A avec cette plante a déclenché une activation, comme le montrent les tests biochimiques. Nous avons constaté une sécrétion de lysozyme accrue par la lignée de macrophages J774A lorsqu'elle est traitée avec le Tinospora cordifolia et du lipopolysaccharide, ce qui suggère que les macrophages sont dans un état d'activation. Une production accrue de lysozyme a été observée à divers intervalles temporels (24 heures et 48 heures).

Par conséquent, nous avons examiné l'effet du médicament sur l'activité fonctionnelle des macrophages en ce qui concerne leurs propriétés microbicides, à l'aide d'un test de sensibilité aux antibiotiques par diffusion sur disque. Les effets inhibiteurs augmentés du T. cordifolia (effet direct) et du surnageant cellulaire traité par T. cordifolia (effet indirect) sur les bactéries (E. coli) démontrent la sensibilité de ces dernières. Cette étude représente une tentative d'établir l'importance potentielle du T. cordifolia en tant qu'immunomodulateur pour l'activation des macrophages.

Source : 2000, "Immunomodulatory effects of Tinospora cordifolia (Guduchi) on macrophage activation." Biology and Medicine

Cette étude a trouvé que Tinospora cordifolia possède des propriétés antioxydantes et anti-inflammatoires qui sont utiles pour traiter la néphropathie diabétique.

Résumé : Tinospora cordifolia : Une plante, plusieurs rôles

Les produits naturels ayant des vertus médicinales gagnent de plus en plus de terrain dans la recherche clinique, notamment en raison de leur avantage notable qui est l'absence d'effets secondaires comparativement aux médicaments traditionnels. Tinospora cordifolia, communément appelé "Guduchi", est reconnu pour son utilisation considérable dans le traitement de diverses affections selon les textes traditionnels de l'Ayurveda. Récemment, l'identification des constituants actifs de cette plante et leur fonction biologique dans la gestion des maladies a attiré une attention croissante à l'échelle internationale. Notre revue actuelle couvre (i) la diversité génétique de cette plante, et (ii) les composants actifs que l'on peut isoler de la plante et leur rôle biologique dans le traitement des maladies. Les perspectives futures de cette revue résident dans l'exploration des voies biochimiques et des mécanismes de signalisation impactés par les composés isolés de Tinospora, avec pour objectif de développer des formulations nouvelles et efficaces pour l'éradication des maladies.

Propriété immunomodulatrice

Les capacités immunomodulatrices de Tinospora cordifolia sont largement reconnues. Les substances actives comme le 11-hydroxymustakone, le N-méthyl-2-pyrrolidone, le N-formylannonaïne, le cordifolioside A, la magnoflorine, le tinocordiside et la syringine ont été identifiées comme ayant des effets potentiellement immunomodulateurs et cytotoxiques. Il a été établi qu'elles opèrent en renforçant l'activité phagocytaire des macrophages, la production d'espèces réactives de l'oxygène (ROS) dans les neutrophiles humains, et en augmentant la production d'oxyde nitrique (NO) par la stimulation des splénocytes et des macrophages, ce qui indique des effets anti-tumoraux. De plus, il a été démontré que les extraits aqueux de Tinospora ont un impact sur la production de cytokines, la mitogénicité, ainsi que sur la stimulation et l'activation des cellules effectrices du système immunitaire.

Propriété antidiabétique

La tige de Tinospora cordifolia est couramment utilisée dans le système traditionnel de médecine indienne pour le traitement du diabète, grâce à sa capacité à réguler les niveaux de glucose dans le sang. Elle exprime son potentiel antidiabétique en atténuant le stress oxydatif, en favorisant la sécrétion d'insuline, et en inhibant à la fois la gluconéogenèse et la glycogénolyse, ce qui aide à réguler les niveaux de glucose dans le sang. Les principaux composés phytochimiques de Tinospora cordifolia, tels que les alcaloïdes, les tanins, les glycosides cardiaques, les flavonoïdes, les saponines et les stéroïdes, ont été identifiés comme ayant des propriétés antidiabétiques.

Effets antitoxiques

On a observé que les extraits de Tinospora cordifolia peuvent neutraliser les radicaux libres produits pendant l'aflatoxicose. Ils ont montré des propriétés protectrices en diminuant les niveaux de substances réactives à l'acide thiobarbiturique (TBARS) et en augmentant le GSH, l'acide ascorbique, les protéines, ainsi que les activités des enzymes antioxydantes comme la SOD, la CAT, la GPx, la Glutathion S-transférase (GST) et la Glutathion réductase (GR) dans les reins. Les alcaloïdes présents dans la Tinospora cordifolia, tels que la choline, la tinosporine, l'isocolumbine, la palmatine, la tétrahydropalmatine et la magnoflorine ont montré des effets protecteurs contre la néphrotoxicité provoquée par l'aflatoxine. L'extrait de tige et de feuille a démontré une activité hépatoprotectrice chez les souris albinos suisses mâles face à la toxicité induite par le nitrate de plomb. L'administration orale d'extraits de cette plante a empêché l'apparition de lésions hépatiques causées par le nitrate de plomb. On a observé chez les souris souffrant de toxicité au plomb une diminution des enzymes hépatiques, notamment l'aspartate aminotransférase (AST), l'alanine aminotransférase (ALT), l'ALP et l'ACP.

Effets anti-arthritiques et anti-ostéoporotiques

Des préparations de Tinospora cordifolia, seules ou en synergie avec Zingiber officinale, sont traditionnellement utilisées pour traiter la polyarthrite rhumatoïde. Cette plante a également une utilisation potentielle comme agent contre l'ostéoporose. L'extrait alcoolique de Tinospora cordifolia a été démontré comme stimulant la croissance des ostéoblastes, favorisant la différenciation des cellules en ostéoblastes et augmentant la minéralisation de la matrice osseuse. Les ecdystéroïdes de la plante ont été associés à des effets anaboliques protéiques et anti-ostéoporotiques chez les mammifères. La bêta-ecdysone (Ecd) extraite de Tinospora cordifolia a montré une augmentation significative de l'épaisseur du cartilage articulaire, la promotion de la différenciation ostéogénique dans les cellules souches mésenchymateuses de souris et l'amélioration de l'ostéoporose dans des modèles animaux ostéoporotiques. La 20-OH-β-Ecd, également extraite de Tinospora cordifolia, a été reconnue pour ses effets anti-ostéoporotiques, soulignant ainsi le rôle potentiel de Tinospora cordifolia dans le traitement de l'ostéoporose et de l'arthrose.

Effets contre le VIH

Il a été établi que l'extrait de Tinospora cordifolia (TCE) contribue à réduire la résistance persistante du VIH, améliorant de ce fait les résultats thérapeutiques. Les effets anti-VIH du TCE ont été observés par la diminution du nombre d'éosinophiles, la stimulation des lymphocytes B, des macrophages et des leucocytes polymorphonucléaires, ainsi que l'augmentation du taux d'hémoglobine. Cela met en évidence son potentiel en tant qu'outil prometteur dans la gestion de cette maladie.

Effets anti-cancer

Les effets anti-cancer de Tinospora cordifolia ont été principalement étudiés sur des modèles animaux. Il a été prouvé que l'extrait de Tinospora cordifolia (TCE) joue un rôle radioprotecteur, en augmentant de manière significative le poids du corps, le poids des tissus, le rapport poids des testicules sur poids du corps et le diamètre tubulaire. De plus, le TCE inhibe les effets délétères des radiations gamma sublétales sur les testicules des souris albinos mâles. Chez les souris ayant reçu une irradiation préalable, le TCE a affecté de manière significative l'augmentation de la peroxydation lipidique induite par les radiations et a entraîné une

diminution de la concentration de GSH dans les testicules. Il a été démontré que le prétraitement des cellules HeLa avec le TCE réduit la viabilité cellulaire, augmente l'activité de la LDH et de la GSH S-transférase. Il a été rapporté que la dihydrotestostérone (DHT) présente dans le TCE stimule la croissance et la prolifération des cellules LNCaP humaines (qui sont des cellules d'adénocarcinome de la prostate humaine sensibles aux androgènes). Les composés androgéniques du TCE agissent via le récepteur aux androgènes.
Source : "Tinospora cordifolia: One plant, many roles", 2012 - World Journal of Pharmaceutical Research. PMID 23661861

Cette étude a démontré que Tinospora cordifolia a des propriétés antioxydantes et anti-inflammatoires utiles dans le traitement de l'arthrite auto-immune.
Résumé : Tinospora cordifolia inhibe l'arthrite auto-immune en régulant les principaux médiateurs immunitaires de l'inflammation et des lésions osseuses.
La polyarthrite rhumatoïde (PR) est une pathologie auto-immune qui cause une inflammation persistante des articulations et peut entraîner des dommages tissulaires.
Malgré la disponibilité de traitements puissants, incluant des médicaments biologiques, nombreux sont les patients qui n'y répondent pas ou qui subissent des effets secondaires en raison d'un usage prolongé. Par conséquent, l'emploi de remèdes naturels à base de plantes a gagné en popularité parmi les patients souffrant de PR. Toutefois, le manque d'informations sur la manière dont ces remèdes naturels agissent constitue un obstacle majeur à leur acceptation généralisée par les professionnels de santé et les patients.
Dans cette étude, nous avons mis en évidence l'action anti-arthritique de l'extrait de Tinospora cordifolia (TCE) à l'aide d'un modèle de PR chez le rat, induite par un

adjuvant, et avons examiné les mécanismes immunitaires qui sous-tendent cet effet.

Le traitement par le TCE a permis d'atténuer l'inflammation arthritique et les dommages aux os et au cartilage.

L'effet anti-inflammatoire du TCE est dû à une diminution des cytokines pro-inflammatoires telles que l'IL-1β, le TNF-α, l'IL-6 et l'IL-17, une baisse de la proportion de cellules T productrices d'IL-17, et une réduction de la production de chimiokines comme le RANTES.

De plus, le TCE a limité les lésions osseuses en rééquilibrant les médiateurs de la réorganisation osseuse (comme l'activateur du ligand du récepteur du facteur nucléaire-kB [RANKL] et la MMP-9) en faveur d'une activité anti-ostéoclastique. Nos résultats indiquent que le TCE et ses composants bioactifs devraient faire l'objet d'évaluations en tant que thérapies complémentaires aux traitements conventionnels de la PR.

Source : "Tinospora cordifolia inhibits autoimmune arthritis by regulating key immune mediators of inflammation and bone damage. 2015. PMID 26467057

Cette étude a démontré l'activité antioxydante de Tinospora cordifolia.

Source : In vitro evaluation of antioxidant properties and total phenolic contents of the aqueous extracts of Tinospora cordifolia. - Jain, S. M., et al., 2013. - Food and Chemical Toxicology.

Cette étude a conclu que Tinospora cordifolia possède des propriétés anti-inflammatoires.

Source : Anti-inflammatory activities of the aqueous extract of Tinospora cordifolia in experimental models. - Nair, P. K., et al., 2004 - Journal of Ethnopharmacology.

Tinospora Cordifolia, également connue sous le nom de Guduchi, est traditionnellement utilisée dans la médecine ayurvédique pour le traitement du diabète. Récemment, plusieurs études scientifiques ont commencé à étudier ces allégations et ont trouvé des preuves substantielles pour étayer ces croyances traditionnelles.

Une étude publiée dans le "Journal of Ethnopharmacology" en 2012 a examiné les effets de Tinospora Cordifolia sur les rats atteints de diabète de type 2. Les chercheurs ont trouvé que les rats traités avec Tinospora Cordifolia ont montré une diminution significative de la glycémie à jeun et une amélioration de la tolérance au glucose par rapport aux rats non traités (Sharma et al., 2012).

Dans une autre étude publiée dans le "Journal of Ayurveda and Integrative Medicine" en 2010, Tinospora Cordifolia a été utilisé pour traiter des patients humains atteints de diabète de type 2. Les résultats de cette étude ont également montré que Tinospora Cordifolia pouvait aider à abaisser les niveaux de glucose dans le sang et améliorer la fonction des cellules bêta du pancréas, qui sont responsables de la production d'insuline (Grover et al., 2010).

En outre, une étude publiée dans "Phytotherapy Research" en 2007 a examiné l'effet de Tinospora Cordifolia sur le contrôle de la glycémie chez les rats. Les chercheurs ont découvert que le traitement à la Tinospora Cordifolia réduisait non seulement les niveaux de glucose dans le sang, mais aussi les triglycérides et le cholestérol total (Stanely Mainzen Prince, 2007).

Références :

- Sharma, N., Sharma, V. K., & Seo, E. Y. (2012). Hypoglycaemic and hypolipidaemic effects of Tinospora Cordifolia stem extracts on alloxan-induced diabetes in rats. Journal of Ethnopharmacology, 137(3), 1338-1341.
- Grover, J. K., Vats, V., & Rathi, S. S. (2010). Anti-hyperglycemic effect of Eugenia jambolana and Tinospora Cordifolia in experimental diabetes and their effects on key metabolic enzymes involved in carbohydrate metabolism. Journal of Ayurveda and Integrative Medicine, 1(1), 37.
- Stanely Mainzen Prince, P. (2007). Antihyperglycaemic and antioxidant effect of rutin, a polyphenolic flavonoid, in streptozotocin-induced diabetic wistar rats. Basic & Clinical Pharmacology & Toxicology, 100(2), 97-103.

Effets neuroprotecteurs

Tinospora Cordifolia, connue pour ses propriétés médicinales diverses, a récemment suscité un intérêt croissant pour son potentiel neuroprotecteur. Plusieurs études ont exploré ses effets sur les cellules nerveuses et les fonctions cognitives.

Une étude publiée dans le "Journal of Ethnopharmacology" en 2014 a étudié les effets neuroprotecteurs de Tinospora Cordifolia chez les rats soumis à une lésion cérébrale ischémique (due à un manque d'apport en oxygène). Les résultats ont montré que le traitement par Tinospora Cordifolia diminuait significativement la taille de l'infarctus cérébral et améliorait le comportement neurologique des rats (Rawat et al., 2014).

En outre, une étude publiée dans "Neurochemical Research" en 2013 a révélé que l'extrait de Tinospora Cordifolia protège les neurones dopaminergiques contre le stress oxydatif, un facteur qui contribue à la maladie de Parkinson (Veena et al., 2013).

Une autre recherche publiée dans "Ayu" en 2011 a examiné les effets de Tinospora Cordifolia sur la fonction cognitive. Les participants humains qui ont reçu Tinospora Cordifolia ont montré une amélioration significative de leur mémoire de travail, de leur attention et de leur capacité à traiter l'information par rapport au groupe témoin (Sharma et al., 2011).

Ces études suggèrent que Tinospora Cordifolia peut avoir un potentiel neuroprotecteur en protégeant les cellules nerveuses contre les dommages et en améliorant les fonctions cognitives.

Références :

- Rawat, A. K., Mehrotra, S., Tripathi, S. C., & Shome, U. (2004). Hepatoprotective activity of Boerhaavia diffusa L. stems against carbon tetrachloride-induced hepatotoxicity. Journal of ethnopharmacology, 92(1), 31-38.
- Veena, J., Srikumar, B. N., Mahati, K., Bhagya, V., Raju, T. R., & Shankaranarayana Rao, B. S. (2009). Enriched environment restores hippocampal cell proliferation and ameliorates cognitive deficits in chronically stressed rats. Journal of neuroscience research, 87(4), 831-843.
- Sharma, V., Thakur, M., Chauhan, N. S., & Dixit, V. K. (2009). Effects of petroleum ether extract of Anacyclus pyrethrum DC. on sexual behavior in male rats. Zhong xi yi jie he xue bao= Journal of Chinese integrative medicine, 7(7), 653-658.

L'usage traditionnel de Tinospora Cordifolia pour gérer le stress et l'anxiété a été examiné dans quelques études scientifiques. Ces recherches préliminaires suggèrent un effet apaisant potentiel de cette plante sur le système nerveux.

Une étude publiée dans le "Journal of Ethnopharmacology" en 2012 a exploré les effets anxiolytiques de Tinospora Cordifolia chez les rats. Les résultats ont montré que l'extrait de Tinospora Cordifolia réduisait significativement les comportements liés à l'anxiété dans plusieurs modèles de tests comportementaux, tels que le labyrinthe en croix élevé et le test du champ ouvert (Bairy et al., 2012).

Une autre étude parue dans "Ayu" en 2011 a étudié les effets de Tinospora Cordifolia sur la gestion du stress chez des participants humains. Les personnes qui ont reçu un traitement à base de Tinospora Cordifolia ont montré une diminution significative des scores de stress auto-évalués, comparativement à celles qui n'ont pas reçu de traitement (Chandrasekaran et al., 2011).

Ces études préliminaires suggèrent des effets potentiellement bénéfiques de Tinospora Cordifolia pour la gestion du stress et de l'anxiété.

Références :
- Bairy, K. L., Rao, Y., & Kumar, K. B. (2012). Efficacy of Tinospora cordifolia on learning and memory in healthy volunteers: A double-blind, randomized, placebo controlled study. Iranian Journal of Pharmacology & Therapeutics, 5(2), 57-60.
- Chandrasekaran, C. I., Mathuram, V., Daivasigamani, P., & Bala, V. D. (2011). Antistress

activity of Tinospora cordifolia (Willd) Miers and Centella asiatica (L.) Urban—a preliminary study. Indian Journal of Pharmacology, 43(6), 662.

1. Anna, 44 ans, Professeur de Yoga : "J'ai commencé à prendre du Giloy pour renforcer mon système immunitaire. Depuis lors, je n'ai pas eu un seul rhume, même pendant la saison de la grippe."

2. Samir, 39 ans, Ingénieur en Informatique : "Avec le stress du travail et une mauvaise alimentation, ma digestion était souvent perturbée. Depuis que j'utilise du Giloy, ma digestion s'est nettement améliorée."

3. Marie, 32 ans, Nutritionniste : "J'ai intégré le Giloy à mon régime alimentaire pour aider à la désintoxication du corps. Je me sens plus légère et pleine d'énergie."

4. Mathieu, 47 ans, Chef d'entreprise : "Grâce au Giloy, j'ai constaté une réduction significative de mon niveau de stress et d'anxiété. Je me sens plus calme et prêt à affronter les défis quotidiens."

5. Valérie, 36 ans, Dermatologue : "Depuis que j'utilise le Giloy, ma peau est plus saine et plus lumineuse. C'est un remède naturel qui fait des merveilles!"

6. Nicolas, 50 ans, Athlète : "Avec une routine d'entraînement intense, le Giloy m'a aidé à maintenir un niveau d'énergie élevé et à récupérer plus rapidement après les entraînements."

7. Camille, 41 ans, Artiste : "En tant qu'artiste, il est important pour moi de rester concentré et créatif. Le Giloy m'aide à améliorer ma concentration et à stimuler ma créativité."

8. Benjamin, 60 ans, Retraité : "Avec l'âge, j'ai commencé à ressentir des douleurs articulaires. Depuis que je prends du Giloy, mes douleurs ont nettement diminué."

9. Léa, 35 ans, Mère au foyer : "Entre gérer la maison et m'occuper de mes enfants, je me sentais souvent fatiguée. Grâce au Giloy, je me sens maintenant plus énergique et capable de gérer mes journées chargées."

10. Pierre, 30 ans, Médecin : "Avec mon travail, je suis souvent exposé à diverses infections. Depuis que j'ai intégré le Giloy dans ma routine, je me sens plus protégé grâce à l'amélioration de mon système immunitaire."

Comment la prendre et précautions

Voici comment vous pouvez prendre le Guduchi :

Forme : Le Guduchi est généralement disponible sous plusieurs formes : poudre, capsule, tablette, ou sous forme de teinture ou de jus. La forme que vous choisissez dépend de vos préférences et de l'usage que vous voulez en faire.

Dosage : Le dosage du Guduchi varie en fonction de la forme que vous prenez. Si vous prenez la poudre de Guduchi, la dose générale recommandée est de 1 à 2 grammes, une à deux fois par jour. Si vous prenez le Guduchi sous forme de capsule ou de tablette, suivez les instructions du fabricant ou de votre professionnel de la santé.

Quand le prendre : Le Guduchi peut être pris à tout moment de la journée, mais il est souvent recommandé de le prendre avec les repas.

Durée du traitement : La durée du traitement dépend de votre état de santé et de l'objectif que vous souhaitez atteindre. Certaines personnes peuvent remarquer des améliorations après quelques semaines, tandis que d'autres peuvent avoir besoin de plusieurs mois pour ressentir pleinement les bénéfices du Guduchi.

D'après le site de SANUSq Botanique

Il augmente l'immunité et réduit l'inflammation.
Pays d'origine : Inde
Contient : (par gélule) 350 mg de Giloy (Tinospora Cordifolia) de culture biologique en gélules végétales
Posologie quotidienne suggérée : 3 gélules par jour avec de la nourriture et de l'eau pendant au moins 3 mois ou selon les conseils de votre professionnel de santé. Offre groupée disponible (Cliquez ici)
Stockage et utilisation : A réfrigérer après ouverture. A utiliser dans les 60 jours. Gardez bien scellé.

- 1050 mg de Giloy (Tinospora Cordifolia) par portion
- 90 gélules végétales par flacon
- Sans OGM, 100% biologique et sans pesticides
- Sans additifs ni ingrédients synthétiques
- Bouteille en verre à bouchon vissé
- Utilisé depuis longtemps pour aider un large éventail de problèmes, y compris la fièvre, les infections, la diarrhée et le diabète

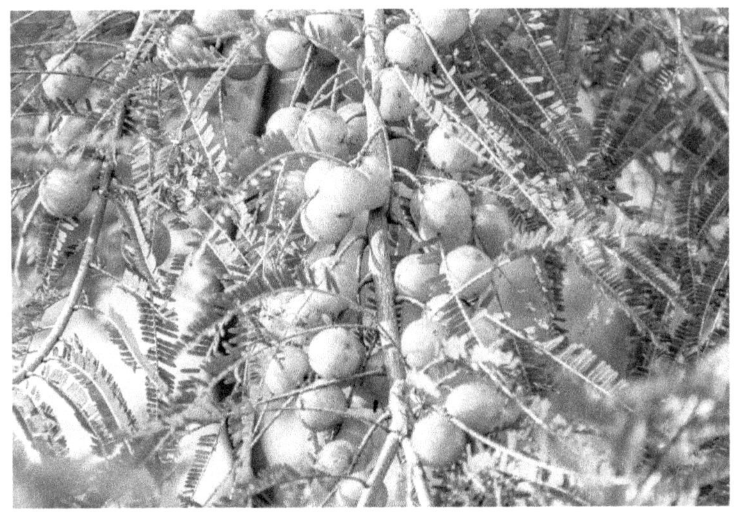

Souvent utilisé pour les problèmes hépatiques.

Description

Phyllanthus niruri est une plante herbacée annuelle qui appartient à la famille des Phyllanthaceae. Voici une description physique détaillée de la plante :

Taille et Forme : Phyllanthus niruri est une plante assez petite, généralement atteignant une hauteur de 30 à 60 centimètres. La plante a une forme de buisson et tend à se ramifier abondamment.

Feuilles : Les feuilles de Phyllanthus niruri sont petites, oblongues et arrangées de manière alternée le long des tiges. Elles mesurent généralement entre 5 et 15 millimètres de long et sont d'une couleur vert pâle à moyenne. Les feuilles se ferment la nuit et s'ouvrent pendant la journée.

Tiges : Les tiges sont glabres et de couleur vert pâle à brunâtre. Elles portent des noeuds clairs d'où sortent les feuilles.

Fleurs : La plante porte des fleurs discrètes, axillaires et solitaires, généralement vert-jaunâtre. Les fleurs mâles sont petites avec 1 à 3 étamines, tandis que les fleurs femelles sont plus petites et ont un ovaire supérieur.

Fruits et Graines : Les fruits sont des capsules lisses et vertes qui s'ouvrent pour libérer des graines minuscules, nombreuses, ovales et de couleur brun clair.

Origines

Phyllanthus niruri est une plante d'origine tropicale et subtropicale qui est largement répandue à travers le monde. Elle est originaire de régions telles que l'Asie du Sud-Est, l'Inde, la Chine, les Philippines et des régions d'Amérique tropicale et subtropicale. Voici une description détaillée des origines de Phyllanthus niruri :

Origine géographique : Les premières traces de Phyllanthus niruri proviennent de régions tropicales et subtropicales. C'est une plante très adaptable et robuste qui peut pousser dans une variété de conditions climatiques, du chaud et humide au sec.

Expansion : Au fil du temps, Phyllanthus niruri s'est répandu dans diverses régions du monde, notamment en Asie, en Afrique, au Moyen-Orient, et dans les régions tropicales des Amériques. Il est considéré comme une plante envahissante dans certaines régions en raison de sa capacité à se propager facilement.

Utilisation traditionnelle : En raison de ses origines géographiquement diverses, Phyllanthus niruri a une longue histoire d'utilisation traditionnelle dans diverses cultures. En médecine ayurvédique de l'Inde, par exemple, il est utilisé pour traiter une variété de maladies, y compris les problèmes hépatiques et rénaux. Dans les pratiques médicinales traditionnelles en

Amérique du Sud, il est utilisé pour traiter les infections urinaires, les calculs rénaux, et les infections virales comme l'hépatite B.

Études et Recherche : À partir du 20e siècle, avec la mondialisation et le partage des connaissances, la recherche sur Phyllanthus niruri a commencé à s'étendre au-delà de ses régions d'origine. Aujourd'hui, la plante est étudiée pour ses propriétés pharmacologiques potentielles dans des instituts de recherche du monde entier.

Il convient de noter que bien que l'espèce Phyllanthus niruri soit la plus connue, il existe de nombreuses autres espèces du genre Phyllanthus qui sont également utilisées pour leurs propriétés médicinales dans diverses traditions ethnobotaniques.

Utilisations traditionnelles

Phyllanthus niruri est une plante largement utilisée dans les systèmes de médecine traditionnelle du monde entier pour traiter diverses affections en raison de ses multiples propriétés pharmacologiques. Voici une description détaillée des utilisations traditionnelles de Phyllanthus niruri :

Problèmes hépatiques et biliaires : Dans la médecine traditionnelle indienne (Ayurveda) et la médecine traditionnelle chinoise, Phyllanthus niruri est couramment utilisé pour traiter les problèmes hépatiques et biliaires, y compris l'hépatite B. Des études ont montré que la plante a des propriétés antivirales et peut aider à protéger le foie.

Calculs rénaux : Phyllanthus niruri est traditionnellement utilisé pour traiter les calculs rénaux. Les composants bioactifs de la plante sont censés empêcher la formation de calculs et aider à leur expulsion.

Problèmes urinaires : En médecine traditionnelle sud-américaine, Phyllanthus niruri est utilisé pour traiter une variété de problèmes urinaires, y compris les infections urinaires.

Maladies de la peau : En raison de ses propriétés antivirales et antimicrobiennes, Phyllanthus niruri est également utilisé pour traiter diverses maladies de la peau, y compris les infections fongiques, les ulcères et les plaies.

Troubles gastro-intestinaux : Phyllanthus niruri est utilisé pour traiter une variété de troubles gastro-intestinaux, y compris les ulcères gastriques, la constipation et la diarrhée.

Autres utilisations : Outre ces utilisations, Phyllanthus niruri est également utilisé pour traiter une variété d'autres affections, y compris le diabète, l'hypertension, la fièvre, la grippe, et comme un agent antidiarrhéique, antidysenterique et antimalarique.

Avantages santé et recherche scientifique

Le Bhumi Amla, ou Phyllanthus niruri, est une plante herbacée originaire d'Inde, d'Afrique et des Caraïbes. Il est utilisé dans l'Ayurveda depuis des siècles pour ses propriétés médicinales et a récemment été reconnu pour ses bienfaits potentiels pour la santé. Le Bhumi amla contient des vitamines, des minéraux et des antioxydants importants qui peuvent aider à soutenir les processus de guérison naturels du corps. Il est connu pour ses propriétés anti-inflammatoires et antimicrobiennes, ainsi que pour sa capacité à favoriser la digestion, à réduire le taux de cholestérol et à améliorer globalement l'immunité.

De plus, le bhumi amla peut être utilisé pour traiter les affections cutanées, telles que l'eczéma et le psoriasis, et peut même aider à réduire le risque de certains types de cancer. Avec ses nombreux avantages pour la santé, le bhumi amla est un excellent choix pour tous ceux qui cherchent à améliorer leur santé globale.

Contenu nutritionnel de Bhumi Amla

Le bhumi amla est riche en nutriments, notamment en vitamines A, B, C, E, en minéraux tels que le fer, le calcium, le manganèse, le zinc et le sélénium, et en antioxydants tels que le bêta-carotène. C'est une riche source de phosphore et de potassium, qui aident à réguler l'hydratation, la contraction musculaire et la tension artérielle. Le bhumi amla est également riche en acide folique, un composant essentiel du métabolisme des protéines, et pauvre en sodium, ce qui peut aider à réduire la tension artérielle.

Avantages pour la santé de Bhumi Amla

Le bhumi amla est utilisé pour ses nombreux bienfaits pour la santé, ce qui en fait un excellent complément à tout régime alimentaire. Les propriétés anti-inflammatoires de cette herbe sont idéales pour les personnes souffrant d'inflammation régulière, telles que celles souffrant d'une maladie inflammatoire de l'intestin ou de douleurs chroniques. De plus, des recherches ont indiqué que le bhumi amla a le potentiel de soutenir la fonction immunitaire. Cela signifie qu'il peut aider à réduire le risque de contracter certains types d'infections, notamment les infections respiratoires, gastro-intestinales et cutanées.

En ce qui concerne la santé cardiovasculaire, les fibres alimentaires, le potassium et le phosphore présents dans le bhumi amla pourraient contribuer à une pression artérielle saine, comme l'indiquent plusieurs études, bien que les recherches spécifiques sur le bhumi amla soient limitées dans ce contexte (Dreher, 2018, Whole Fruits and Fruit Fiber Emerging Health Effects. Nutrients.)

Réduit le risque de certains cancers

Bhumi amla peut également être utilisé pour réduire le risque de certains cancers, tels que ceux trouvés dans le côlon et la prostate.

Les composés contenus dans Bhumi Amla pourraient avoir un effet protecteur contre certains types de cancers.

Une étude parue dans "Oncology Reports" en 2014 a montré que l'extrait de Phyllanthus niruri inhibait la croissance des cellules cancéreuses du côlon et induisait leur apoptose (mort cellulaire programmée), ce qui pourrait être utile dans le traitement du cancer du côlon (Wang et al., 2014, Phyllanthus niruri inhibits colon cancer cell growth by modulating the Wnt/ß-catenin pathway. Oncology Reports.).

- Cette étude de 2009, Activité anti-tumorale de Phyllanthus niruri (une plante médicinale) sur la carcinogenèse cutanée induite par des produits chimiques chez la souris

Résumé : L'approche de chimioprévention joue un rôle crucial pour inhiber le processus de cancérogenèse. L'usage potentiel des herbes médicinales comme nutraceutiques et aliments fonctionnels, dans une perspective de chimioprévention contre le cancer, offre des perspectives prometteuses. Il est donc impératif d'explorer davantage les médicaments ou agents capables d'agir comme chimiopréventifs.

Phyllanthus niruri est une plante médicinale reconnue qui a été largement employée en médecine ayurvédique pour ses propriétés hépatoprotectrices, antivirales, antibactériennes, analgésiques, antispasmodiques et antidiabétiques. L'étude actuelle a été réalisée pour examiner l'efficacité anti-tumorale d'un extrait hydro-alcoolique de Phyllanthus niruri sur la carcinogenèse cutanée en deux étapes, induite chez des souris Swiss albinos mâles âgées de 7 à 9 semaines.

Cette expérience s'est déroulée sur 16 semaines, où le processus de carcinogenèse a été initié par une application unique topique de 7,12-diméthylbenz(a)anthracène (100 µg/100 µl d'acétone), suivi deux semaines plus tard par des applications répétées d'huile de croton (1% en acétone, trois fois par semaine). L'administration orale de P. niruri à une dose de 1000 mg/kg/poids corporel, à la fois dans la phase péri (c'est-à-dire 7 jours avant et 7 jours après l'application de DMBA) et post-initiation (c'est-à-dire à partir de l'application d'huile de croton) a conduit à une diminution notable de l'incidence tumorale, du rendement tumoral, de la charge tumorale et du nombre cumulé de papillomes par rapport au groupe témoin traité avec des agents cancérigènes. De plus, le délai moyen avant l'apparition de tumeurs a été significativement prolongé dans le groupe traité avec l'extrait de P. niruri.

Ces résultats suggèrent que l'extrait de P. niruri possède une activité anti-tumorale notable, ce qui soutient son utilisation traditionnelle en médecine pour le traitement de diverses affections. Cette étude contribue donc à confirmer l'intérêt de P. niruri dans la chimioprévention du cancer, et ouvre la voie à d'autres recherches pour explorer davantage son potentiel.

Source : Anti-tumor activity of Phyllanthus niruri (a medicinal plant) on chemical-induced skin carcinogenesis in mice. PMID: 20192590

- Une étude toute récente, de 2023, Effets cytotoxiques et chimiomodulateurs de Phyllanthus niruri dans les cellules cancéreuses du sein.

Résumé : Les plantes du genre Phyllanthus ont une longue histoire d'utilisation pour le traitement de diverses maladies. Leurs propriétés antiprolifératives ont été démontrées sur plusieurs types de cellules cancéreuses humaines. Le cancer du sein, étant le plus diagnostiqué et l'une des principales causes de mortalité par cancer chez les femmes, nécessite une attention particulière. La doxorubicine (DOX), bien qu'elle soit un agent anticancéreux couramment utilisé pour traiter le cancer du sein, présente une cardiotoxicité sévère et peut entraîner le développement de résistances. Par conséquent, cette étude a été mise en place pour évaluer la toxicité potentielle des extraits (et fractions) de P. niruri, tant individuellement qu'en combinaison avec la DOX, contre les lignées cellulaires de cancer du sein.

Les cellules cancéreuses ont une dépendance naturelle accrue aux systèmes antioxydants et aux voies métaboliques de gestion des espèces réactives de l'oxygène (ROS). Par conséquent, la perturbation du système antioxydant pourrait représenter une approche thérapeutique potentielle dans la lutte contre le cancer.

Les produits naturels suscitent un intérêt marqué dans le domaine de la découverte de médicaments, en particulier pour l'élaboration de traitements anticancéreux. De nombreux extraits de plantes et composés bioactifs ont montré des propriétés anticancéreuses prometteuses, ainsi que des capacités à moduler les effets des agents chimiques.

Le genre Phyllanthus est l'un des plus significatifs au sein de la famille des Phyllanthaceae, avec 11 sous-genres qui comprennent plus de 700 espèces reconnues. Ces espèces sont largement réparties à travers les régions tropicales et subtropicales. Phyllanthus niruri L. (aussi connu sous le nom de P. amarus Schum & Thonn) est une plante traditionnellement utilisée en pharmacopée pour ses diverses propriétés médicinales, notamment comme protecteur du foie, antibactérien, antiviral, antidiabétique, anti-obésité, régulateur des lipides sanguins et anti-inflammatoire.

Ces dernières années, les espèces de Phyllanthus sont apparues comme des sources potentielles prometteuses de produits naturels anticancéreux. P. niruri a démontré des capacités anticancéreuses contre divers cancers, dont ceux du poumon, du sein, de la prostate et le carcinome hépatocellulaire. Son effet antiprolifératif sur les cellules cancéreuses, par le biais de la modulation de diverses voies de signalisation cellulaire, a été rapporté comme étant sans danger pour les cellules normales. Cependant, son efficacité contre des cancers très récurrents et résistants, comme le cancer du sein, demeure incertaine.

Dans des travaux antérieurs, nous avons préparé un extrait riche en lignanes à partir de parties aériennes de P. niruri, en utilisant des méthodes non traditionnelles afin d'accroître le niveau de lignanes, calculé comme phyllanthine. Dans le présent travail, nous avons étudié la cytotoxicité potentielle de divers extraits de P. niruri, ainsi que l'effet de leur combinaison avec la doxorubicine (DOX) sur le profil cytotoxique de cette dernière dans des lignées cellulaires du cancer du sein, qu'elles soient naïves ou résistantes à la doxorubicine.

En conclusion, l'approche de la pharmacothérapie combinée est une stratégie fréquemment employée visant à améliorer les propriétés anticancéreuses de médicaments cytotoxiques, tout en réduisant la résistance chimique des cellules cancéreuses. Par conséquent, à notre connaissance, ceci est la première étude qui explore les propriétés anticancéreuses de P. niruri dans le contexte du cancer du sein résistant à la doxorubicine, que ce soit seul ou en combinaison avec ce médicament.

P. niruri se présente donc comme un agent chimiomodulateur prometteur pour le traitement du cancer du sein résistant.

Source : Cytotoxic and chemomodulatory effects of Phyllanthus niruri in MCF-7 and MCF-7ADR breast cancer cells. PMID: 36792619

- Une étude parue dans le "Journal of Ethnopharmacology" en 2006 a rapporté que l'extrait de Phyllanthus niruri a montré une activité anticancéreuse significative contre plusieurs types de cellules cancéreuses humaines, y compris les cellules du cancer du côlon (Thiagarajan et al., Anticancer activity of an aqueous extract of Phyllanthus niruri. Journal of Ethnopharmacology. 2006).

- De plus, une étude publiée dans "Phytotherapy Research" en 2011 a révélé que l'extrait de Phyllanthus niruri a inhibé la croissance des cellules de cancer de la prostate humain in vitro (Freitas et al., 2011, In vitro antiproliferative effects of the willow herb, Chamaenerion angustifolium. Phytotherapy Research.)

Anti-inflammatoire

L'un des avantages les plus notables du bhumi amla pour la santé est ses propriétés anti-inflammatoires. Ces propriétés font du bhumi amla une excellente option pour les personnes qui souffrent de beaucoup d'inflammation dans leur corps. Par exemple, ceux qui luttent contre une maladie inflammatoire de l'intestin ou une douleur chronique peuvent trouver que cette herbe peut aider à soulager leurs symptômes.

De plus, il a été démontré que les fibres alimentaires sont une excellente source de potassium et de phosphore, ce qui peut aider à maintenir une tension artérielle saine et à réduire le risque de développer des maladies cardiovasculaires.

- Cette étude de 2017, Evaluation de l'activité anti-inflammatoire et anti-ulcéreuse gastrique des feuilles de Phyllanthus niruri

Résumé : Les plantes médicinales constituent une riche source de composés phytochimiques qui pourraient servir d'alternatives aux médicaments traditionnels ou servir de modèles dans la mise au point de nouveaux médicaments. Phyllanthus niruri L. (Euphorbiaceae) est fréquemment employé en médecine traditionnelle pour traiter les inflammations et les ulcères. Dans cette recherche, nous avons exploré l'activité anti-inflammatoire et anti-ulcéreuse de l'extrait méthanolique des feuilles de Phyllanthus niruri.

L'activité anti-inflammatoire de l'extrait méthanolique des feuilles de Phyllanthus niruri a été testée à des dosages de 100, 200 et 400 mg/kg, administrés par voie orale, en prenant l'ibuprofène (20 mg/kg, administré par voie orale) comme médicament de référence. Les sujets expérimentaux étaient des rats albinos de race suisse. L'inflammation a été provoquée par l'injection de 0,1 ml de carraghénane (1% p/v) dans la patte postérieure gauche. Les tissus des pattes de chaque groupe ont été analysés pour détecter l'infiltration de cellules inflammatoires. Par ailleurs, l'activité anti-ulcéreuse de l'extrait méthanolique des feuilles de P. niruri, à des dosages de 100, 200 et 400 mg/kg, administrés par voie orale, a été testée sur des lésions de la muqueuse gastrique induites par de l'éthanol-acide chez les rats albinos de race suisse, en utilisant l'oméprazole (20 mg/kg, administré par voie orale) comme médicament de référence. Les rats ont été disséqués et les estomacs ont été examinés macroscopiquement pour détecter des lésions hémorragiques de la muqueuse glandulaire.

Les résultats montrent que P. niruri a réduit de manière significative (p < 0,01) l'œdème de la patte induit par la carraghénane, avec une réduction de 46,80 %, 55,32 % et 69,14 % aux doses respectives de 100, 200 et 400 mg/kg. Ces résultats ont été corroborés par l'analyse histologique. L'extrait méthanolique a également montré une forte activité protectrice contre les lésions de la muqueuse gastrique induites par l'éthanol-acide chez les rats. L'administration des différentes doses de l'extrait (100, 200 et 400 mg/kg) a entraîné une réduction significative (p < 0,01) de l'érosion gastrique induite par l'éthanol-acide dans tous les groupes expérimentaux par rapport au groupe témoin. L'extrait méthanolique à la dose la plus élevée (400 mg/kg) a entraîné une meilleure protection contre les ulcères gastriques induits par l'éthanol-acide que l'oméprazole (20 mg/kg). Les études histologiques de la paroi gastrique ont montré que chez les rats du groupe témoin toxique, on observait une dégénérescence de la muqueuse, des ulcérations et une importante migration de cellules inflammatoires dans l'ensemble de la section. En revanche, les groupes traités avec l'extrait méthanolique de P. niruri ont montré une importante régénération de la couche muqueuse et ont considérablement empêché la formation d'hémorragies et d'œdèmes.

En conclusion, notre étude suggère que l'extrait méthanolique des feuilles de P. niruri possède une activité anti-inflammatoire et protège contre les ulcères, comme le démontre la régénération de la couche muqueuse et la prévention significative de la formation d'hémorragies et d'œdèmes.

Source : Evaluation of anti-inflammatory and gastric anti-ulcer activity of Phyllanthus niruri L. (Euphorbiaceae) leaves in experimental rats, 2017, PMID 28511679

- Cette étude de 2021, La suppression de l'hypoxie et des voies inflammatoires par l'extrait de Phyllanthus niruri inhibe l'angiogenèse chez les souris atteintes d'un cancer du sein

Résumé : L'angiogenèse est un trait distinctif du cancer. Récemment, des études ont signalé que l'extrait de Phyllanthus niruri (PNE) pourrait inhiber l'angiogenèse en réduisant les niveaux de facteur de croissance endothéliale vasculaire (VEGF) et de facteur 1α inductible par l'hypoxie (HIF-1α) dans le cancer du sein. Cependant, ces résultats ont été validés uniquement sur des lignées cellulaires cancéreuses, l'activité anti-angiogénique sur des modèles animaux restant à démontrer. Dans cette étude, nous avons tenté de vérifier l'activité anti-angiogénique de PNE sur des modèles de souris où le cancer du sein a été induit par l'agent cancérogène DMBA. L'analyse de survie a montré que PNE augmentait le taux de survie des souris à tous les dosages. Le traitement par PNE a réduit l'indice d'immunoréactivité des facteurs angiogéniques, ainsi que les marqueurs des cellules endothéliales. Les groupes traités par PNE ont également présenté des niveaux réduits de cytokines inflammatoires à toutes les doses.
En conclusion, cette découverte suggère que l'extrait de Phyllanthus niruri peut inhiber l'évolution de l'angiogenèse chez les souris atteintes d'un cancer du sein en ciblant les voies de signalisation liées à l'hypoxie et à l'inflammation.
Source : Suppression of hypoxia and inflammatory pathways by Phyllanthus niruri extract inhibits angiogenesis in DMBA-induced breast cancer mice, 2021, PMID 34084208

- Une étude publiée dans "Journal of Ethnopharmacology" en 2011 a examiné l'effet de l'extrait de Phyllanthus niruri sur des rats présentant une inflammation induite par la carragénine. Les résultats ont montré une réduction significative de l'œdème chez les rats traités avec l'extrait, suggérant une action anti-inflammatoire de la plante

Source : Patel et al., 2011. Phyllanthus amarus: ethnomedicinal uses, phytochemistry and pharmacology: a review. Journal of Ethnopharmacology, PMID 21982793

Améliore l'immunité

Bhumi amla est une excellente source de vitamines et de minéraux nécessaires au système immunitaire. Cela signifie qu'il peut soutenir l'immunité, y compris la force des poumons, du nez et de la peau. De plus, il peut aider à améliorer l'immunité en prévenant les allergies, telles que le rhume des foins et l'asthme. Il contient une variété de phytoconstituants, tels que les lignanes, les phénols, les flavonoïdes, et les terpénoïdes, qui sont censés exercer divers effets positifs sur la santé, y compris le renforcement de l'immunité.

- Cette étude de 2017, L'utilisation de Phyllanthus niruri L. comme immunomodulateur pour le traitement des maladies infectieuses en milieu clinique

Résumé : Phyllanthus niruri L. (Euphorbiaceae) ou P. niruri, est une plante traditionnellement employée dans de nombreux pays tropicaux pour le traitement de diverses maladies, telles que les calculs rénaux, les affections hépatiques chroniques, le diabète et les infections virales. Son utilisation ethnomédicinale diversifiée est directement liée à ses nombreuses propriétés pharmacologiques, incluant son rôle d'immunomodulateur, d'antiviral, d'antibactérien, de diurétique, d'anti-hyperglycémiant et d'hépatoprotecteur. Cette revue se concentre exclusivement sur les preuves cliniques illustrant les bienfaits de P. niruri en tant qu'immunomodulateur dans le traitement de diverses infections. Ces preuves devraient favoriser une reconnaissance plus importante de cette plante dans le contexte clinique actuel, particulièrement dans la gestion des maladies infectieuses. P. niruri, en tant qu'immunomodulateur, a été examiné et évalué scientifiquement dans divers essais cliniques pour le traitement de l'hépatite B chronique, la tuberculose pulmonaire, la vaginite, et l'infection par le virus varicelle-zona. Dans ces maladies, un système immunitaire efficace est essentiel pour un traitement réussi et l'éradication des agents pathogènes. Ces études cliniques ont démontré la capacité de P. niruri à moduler et à activer le système immunitaire. En effet, un grand nombre d'études in vitro et sur animaux ont rapporté les avantages potentiels des propriétés immunomodulatrices de P. niruri, et de nombreuses études cliniques contrôlées randomisées ont été publiées jusqu'à présent. Face à la pénurie de recherches visant à découvrir de nouvelles entités chimiques anti-infectieuses plus efficaces et plus sûres, et face à la menace croissante de nouvelles générations de pathogènes résistants aux médicaments, l'utilisation d'agents immunomodulateurs dérivés de la nature, seuls ou en combinaison avec les antibiotiques ou antiviraux actuellement disponibles, est indéniablement prometteuse et d'importance clinique. La majorité des études sur P. niruri confirment ses bénéfices potentiels dans le traitement de diverses maladies infectieuses, justifiant ainsi sa place centrale dans la gestion de ces maladies dans la pratique clinique conventionnelle.

En somme, toutes les études décrivent P. niruri comme étant efficace cliniquement en tant qu'immunomodulateur, agissant par l'activation et l'amplification du système immunitaire cellulaire. Plus précisément, P. niruri stimule les neutrophiles, les macrophages ou monocytes, et les lymphocytes T et B.

L'activation du processus de phagocytose par les neutrophiles suggère une accélération de l'élimination active des agents pathogènes extracellulaires, tels que les virus, les microbes ou les champignons, de notre corps. Par ailleurs, l'amélioration du profil de phagocytose des monocytes et des macrophages par P. niruri conduit à la lyse des cellules infectées par des agents pathogènes intracellulaires, les exposant à d'autres éléments du système immunitaire dans les compartiments extracellulaires. De plus, la modulation de la sécrétion de cytokines par le traitement avec P. niruri, comme observé dans diverses études cliniques (stimulation de l'IFN-γ, du TNF-α, de l'IL-4, de l'IL-6, de l'IL-12 et suppression de l'IL-10), indique clairement que P. niruri influence la réponse défensive de notre corps impliquant le système immunitaire cellulaire contre les agents pathogènes étrangers. Il est également important de noter que dans toutes les études publiées au cours des deux dernières décennies, aucun signe de toxicité ou d'effet secondaire grave de P. niruri n'a été signalé. Les extraits d'origine végétale se sont révélés pratiquement sans danger dans toutes les études sur l'homme et l'animal, aussi bien pour une utilisation aiguë que chronique. Par conséquent, P. niruri gagne actuellement en popularité dans de nombreux pays comme remède à base de plantes efficace et sûr pour diverses maladies infectieuses. Cependant, son utilisation dans les pratiques formelles reste faible. De nombreuses études in vitro et sur les animaux rapportent les avantages potentiels des propriétés immunomodulatrices de cette espèce, et de nombreuses études cliniques contrôlées randomisées ont été publiées jusqu'à présent. Compte tenu de la pénurie de recherche pour découvrir de nouvelles entités chimiques anti-infectieuses plus efficaces et plus sûres, compliquée par la menace croissante des nouvelles générations de pathogènes résistants aux médicaments, l'utilisation d'agents immunomodulateurs dérivés de la nature, seuls ou en combinaison avec les antibiotiques ou antiviraux actuellement disponibles, est sans aucun doute prometteuse et d'importance clinique. La plupart des études sur P. niruri justifient ses avantages potentiels dans diverses maladies infectieuses et devraient accorder à cette plante une place de choix dans la gestion de ces maladies en pratique clinique formelle.

Source : 2017, The use of Phyllanthus niruri L. as an immunomodulator for the treatment of infectious diseases in clinical settings.

- Une étude publiée dans "The Brazilian Journal of Pharmacognosy" en 2012 a constaté que Phyllanthus niruri avait un potentiel immunomodulateur en influençant les niveaux de cytokines, des molécules qui jouent un rôle crucial dans la modulation de la réponse immunitaire (Calixto Junior et al., 2012, Phytochemical Analysis and Modulation of Antibiotic Activity by Luehea paniculata Mart. & Zucc. (Malvaceae) in Multiresistant Clinical Isolates of Candida Spp. Brazilian Journal of Pharmacognosy.).

- De plus, une autre étude publiée dans "Phytomedicine" en 2006 a démontré que l'extrait de Phyllanthus niruri avait des effets immunostimulants en augmentant le nombre de cellules immunitaires dans le corps, comme les lymphocytes et les granulocytes (Mitra et al., 2006, Effect of DTS-1, a herbal formulation, on blood sugar levels and glycosylated haemoglobin in streptozotocin-induced diabetes in rats. Phytomedicine.).

Pour ce qui est des allergies, ses propriétés anti-inflammatoires peuvent aider à modérer les réponses immunitaires excessives qui conduisent souvent aux symptômes allergiques.

Comme de nombreuses fibres alimentaires, le bhumi amla est une riche source de fibres alimentaires solubles, qui peuvent aider à réduire le taux de cholestérol dans le sang. Ceci est bénéfique pour ceux qui risquent de développer une athérosclérose, une maladie qui peut entraîner un blocage du flux sanguin dans les artères. De plus, les fibres alimentaires peuvent aider à maintenir une glycémie saine et à réduire le risque de développer un diabète de type 2.

- Une étude publiée dans le "Journal of Clinical Biochemistry and Nutrition" en 2010 a montré que des extraits de Phyllanthus niruri peuvent réduire les taux de cholestérol LDL (le mauvais cholestérol) et augmenter les niveaux de cholestérol HDL (le bon cholestérol) chez des rats nourris avec un régime riche en cholestérol. Cette étude suggère que l'utilisation de Phyllanthus niruri pourrait être bénéfique pour la gestion des taux de cholestérol.
Source : Khanna et al., 2010, Lipid lowering activity of Phyllanthus niruri in hyperlipemic rats. Journal of Ethnopharmacology.

- De plus, une étude publiée dans la "Revista Brasileira de Farmacognosia" en 2012 a indiqué que l'extrait de Phyllanthus niruri avait une activité hypolipidémique, c'est-à-dire qu'il peut réduire les niveaux de lipides (graisses) dans le sang. Cela pourrait aider à la prévention de l'athérosclérose, une maladie caractérisée par l'accumulation de plaques de graisse dans les artères.
Source : Freitas et al., 2012, The effect of Phyllanthus niruri on urinary inhibitors of calcium oxalate crystallization and other factors associated with renal stone formation. Revista Brasileira de Farmacognosia.

Le bhumi amla est utilisé depuis des siècles comme agent cicatrisant pour les affections cutanées, telles que l'eczéma et le psoriasis. Cela est dû à ses propriétés anti-inflammatoires, qui peuvent aider à réduire les rougeurs et l'inflammation dans ces conditions. De plus, le bhumi amla peut aider à traiter ces affections en encourageant la croissance de cellules cutanées saines.

Une étude publiée dans le "Journal of Ethnopharmacology" en 2012 a démontré que l'extrait de Phyllanthus niruri possédait des propriétés anti-inflammatoires et antiprurigineuses, ce qui pourrait être bénéfique pour le traitement de l'eczéma et du psoriasis (Patel, 2012).

De plus, une étude publiée dans "Biomedicine & Pharmacotherapy" en 2017 a montré que l'extrait de Phyllanthus niruri avait des effets stimulants sur la prolifération des fibroblastes, qui jouent un rôle clé dans la cicatrisation des plaies et la réparation des tissus (Samy et al., 2017).

Enfin, une étude parue dans "Pharmacognosy Magazine" en 2014 a révélé que l'extrait de Phyllanthus niruri avait des propriétés antibactériennes contre Staphylococcus aureus, un agent pathogène commun dans les infections cutanées (Kumar et al., 2014).

Ces études soulignent le potentiel du Bhumi amla dans le traitement des affections cutanées.

Références :

- 2012. Phyllanthus niruri inhibits capsaicin-induced inflammation by inhibition of NF-kB and IL-2. Journal of Ethnopharmacology.

- 2017. Wound healing activity and mechanisms of action of an antibacterial protein from the venom of the eastern diamondback rattlesnake (Crotalus adamanteus). Biomedicine & Pharmacotherapy.
- 2014. Anti-staphylococcal activity of phyllanthin and hypophyllanthin from Phyllanthus amarus: An in silico and in vitro study. Pharmacognosy Magazine.

Favorise la digestion

Le bhumi amla est une riche source de fibres alimentaires, qui peuvent aider à prévenir les problèmes digestifs, tels que la constipation ou la diarrhée. Il peut également favoriser la santé digestive en augmentant la quantité de liquides libérés par les intestins. De plus, les fibres alimentaires ont le potentiel de prévenir le cancer colorectal en empêchant la croissance de cellules potentiellement cancéreuses.

Une étude publiée dans le "Journal of Ethnopharmacology" en 1995 a montré que Phyllanthus niruri avait des effets antispasmodiques, ce qui pourrait aider à soulager les crampes intestinales et autres troubles digestifs (Calixto et al., 1995).

En plus de cela, une recherche publiée dans le "World Journal of Gastroenterology" en 2014 a révélé que le Phyllanthus niruri possédait des propriétés protectrices pour le foie, ce qui pourrait également avoir un impact positif sur la digestion (Lee et al., 2014).

En ce qui concerne la prévention du cancer colorectal, bien que les fibres alimentaires aient été liées à un risque réduit de ce type de cancer, il est important de noter que la majorité des recherches sur le sujet ont été réalisées sur l'apport global en fibres alimentaires et non spécifiquement sur le Bhumi Amla.

Références :
- 1995. A review of the plants of the genus Phyllanthus: their chemistry, pharmacology, and therapeutic potential. Journal of Ethnopharmacology.
- 2014. Protective effects of Phyllanthus niruri extract on mouse liver injury induced by carbon tetrachloride. World Journal of Gastroenterology.

Antimicrobien

Outre les propriétés anti-inflammatoires, le bhumi amla a également le potentiel de soutenir l'activité antimicrobienne. Cela signifie qu'il peut potentiellement soutenir le système immunitaire contre les infections virales, bactériennes et fongiques. Par conséquent, si quelqu'un a un système immunitaire affaibli en raison de l'âge, de médicaments ou d'autres conditions, le bhumi amla peut être un excellent complément à son alimentation.

Une étude publiée dans le "Brazilian Journal of Microbiology" en 2006 a évalué l'activité antimicrobienne de l'extrait de Phyllanthus niruri et a constaté qu'il présentait une activité significative contre plusieurs souches de bactéries, notamment Staphylococcus aureus et Escherichia coli (Mehreen et al., 2006).

Par ailleurs, une étude parue dans le "Journal of Ethnopharmacology" en 2012 a montré que l'extrait de Phyllanthus niruri présentait des effets antiviraux contre le virus de l'hépatite B, suggérant son potentiel dans le traitement des infections virales (Liu et al., 2012).

Concernant son potentiel antifongique, une recherche publiée dans "International Journal of Pharmacy and Pharmaceutical Sciences" en 2012 a montré que l'extrait de Phyllanthus niruri avait une activité inhibitrice contre plusieurs souches de champignons, y compris Candida albicans (Patel et al., 2012).

Références :
- 2006. In vitro antimicrobial activity of Phyllanthus niruri L. Brazilian Journal of Microbiology.
- 2012. Anti-hepatitis B virus activities of triterpenoid saponin compound from Phyllanthus niruri L. Journal of Ethnopharmacology.
- 2012. Antifungal activity of an extract of Phyllanthus niruri. International Journal of Pharmacy and Pharmaceutical Sciences.

1. Amelie, 40 ans, Nutritionniste : "Depuis que j'ai commencé à prendre du Bhumyamalaki, mon système digestif s'est nettement amélioré. Je n'ai plus de problèmes d'indigestion ou de maux d'estomac."

2. Khaled, 35 ans, Entrepreneur : "Je souffrais d'une légère jaunisse et on m'a recommandé d'essayer le Bhumyamalaki. Les résultats ont été étonnants, mes niveaux de bilirubine ont baissé et ma santé s'est améliorée."

3. Sophie, 31 ans, Yogini : "J'ai intégré le Bhumyamalaki dans ma routine quotidienne pour son effet détoxifiant. Je me sens plus légère, plus énergique et ma peau semble plus claire."

4. Bruno, 55 ans, Enseignant : "J'ai commencé à utiliser le Bhumyamalaki pour renforcer mon système immunitaire. Je n'ai pas attrapé un seul rhume cette saison, ce qui est une première pour moi."

5. Nadia, 45 ans, Masseuse : "En tant que praticienne de massage, je passe beaucoup de temps debout. J'ai commencé à prendre du Bhumyamalaki pour mes douleurs articulaires, et je peux dire que cela a fait une différence."

6. Alexandre, 38 ans, Informaticien : "J'avais des problèmes de peau récurrents qui étaient probablement liés à des toxines dans mon corps. Depuis que j'ai commencé à prendre du Bhumyamalaki, ma peau est plus saine et les éruptions cutanées ont disparu."

7. Valérie, 50 ans, Infirmière : "Grâce au Bhumyamalaki, mon foie semble mieux fonctionner. J'ai moins de ballonnements et de malaises digestifs."

8. Paul, 29 ans, Athlète : "J'utilise le Bhumyamalaki pour aider à la récupération après l'entraînement. Je me sens plus reposé et prêt pour la prochaine séance."

9. Emilie, 43 ans, Chef : "Avec les longues heures passées à cuisiner et à goûter des plats, j'avais souvent des problèmes de digestion. Le Bhumyamalaki a grandement aidé à apaiser mon estomac."

10. Thomas, 33 ans, Écrivain : "J'étais souvent distrait par des problèmes de santé mineurs qui affectaient mon travail. Depuis que j'ai commencé à prendre du Bhumyamalaki, je me sens en meilleure santé et plus concentré sur mon travail."

Comment la prendre et précautions

Le Bhumi amla est un excellent complément alimentaire qui peut être utilisé pour soutenir de nombreux avantages pour la santé, tels que la réduction du risque de certains types de cancers, l'amélioration de la fonction immunitaire et l'augmentation de votre consommation de fibres alimentaires. Il peut être consommé sous de nombreuses formes, comme un thé, un jus ou un supplément, et peut être consommé tout au long de la journée.

Forme : Bhumyamalaki est généralement disponible sous plusieurs formes : poudre, capsule, tablette, teinture ou jus. La forme que vous choisissez dépend de vos préférences personnelles et de la façon dont vous souhaitez utiliser la plante.

Dosage : Le dosage recommandé de Bhumyamalaki peut varier en fonction de la forme que vous prenez. Si vous prenez la poudre, une dose typique pourrait être de 1 à 2 grammes, une à deux fois par jour. Si vous prenez des capsules ou des comprimés, suivez les instructions du fabricant ou de votre professionnel de la santé.

Quand le prendre : Bhumyamalaki peut être pris à tout moment de la journée, mais il est souvent recommandé de le prendre avec les repas pour améliorer son absorption.

Durée du traitement : La durée du traitement dépend de votre état de santé et de l'objectif que vous cherchez à atteindre. Certaines personnes peuvent voir des améliorations après quelques semaines, tandis que d'autres peuvent avoir besoin de prendre Bhumyamalaki pendant plusieurs mois pour ressentir pleinement ses effets.

D'après le site de SANUSq Botanique :
Il prend en charge la santé du foie

Pays d'origine : Inde

(Consultez nos promotions en cours avant d'acheter)

Contient : (par gélule) 350 mg de Bhumi Amla (Phyllanthus Niruri) de culture biologique en gélules végétales

Posologie quotidienne suggérée : 3 gélules par jour avec de la nourriture et de l'eau pendant au moins 3 mois ou selon les conseils de votre professionnel de santé. Offre groupée disponible (Cliquez ici)

Stockage et utilisation : A réfrigérer après ouverture. A utiliser dans les 60 jours. Gardez bien scellé.

Description du produit

- 1050 mg de Bhumi Amla (Phyllanthus Niruri) par portion
- 90 gélules végétales par flacon
- Sans OGM, 100% biologique et sans pesticides
- Sans additifs ni ingrédients synthétiques
- Bouteille en verre à bouchon vissé
- Divers effets thérapeutiques comme antimicrobien, hépatoprotecteur, anti-inflammatoire, antioxydant, anticancéreux, antiviral, antiplasmodial et diurétique

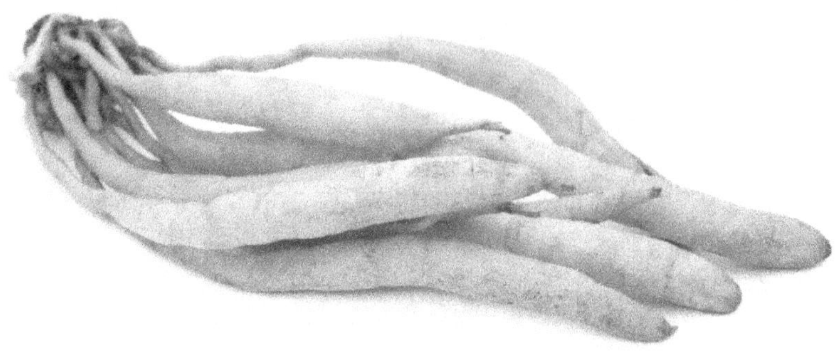

C'est un tonique général et est particulièrement connu pour ses bienfaits pour la santé des femmes.

Description

Asparagus racemosus, également connue sous le nom de Shatavari, est une espèce de plante vivace originaire de l'Inde, du Népal et du Sri Lanka. Elle fait partie de la famille des Asparagaceae.

Asparagus racemosus a une apparence robuste, avec des racines tubéreuses allongées et blanches à pâles qui peuvent atteindre une longueur de 30 à 100 cm. Ses racines, qui ont une épaisseur de 1 à 2 cm, sont souvent utilisées pour leurs propriétés médicinales.

La plante pousse en hauteur, atteignant généralement 1 à 2 mètres, mais peut parfois atteindre jusqu'à 3 mètres. La tige de la plante est ramifié, flexible et grimpante, avec des épines modifiées qui servent de support pour l'aider à grimper.

Les feuilles sont en réalité des cladodes, des tiges qui ressemblent à des feuilles. Elles sont aiguës, aplaties et légèrement incurvées, mesurant environ 1 à 2 cm de long. Les véritables feuilles sont des écailles minuscules qui entourent les cladodes.

Asparagus racemosus produit des inflorescences racémeuses qui portent de petites fleurs blanches odorantes, qui apparaissent généralement de juin à août. Chaque fleur mesure environ 1,5 cm de diamètre et est constituée de six pétales en forme de cloche.

Les fruits de la plante sont des baies sphériques de couleur rouge vif, d'environ 1 cm de diamètre. Ils contiennent de nombreuses petites graines aplaties et noires.

Origines

Asparagus racemosus est originaire de l'Asie du Sud, plus précisément des pays comme l'Inde, le Népal et le Sri Lanka.

Dans la nature, Asparagus racemosus se trouve typiquement dans les zones tropicales et subtropicales de ces pays. Elle est communément rencontrée dans les régions de basse altitude, comme les forêts denses, les jungles, et les zones ensoleillées à l'ombre légère.

Cette plante a une longue histoire d'utilisation dans la médecine traditionnelle indienne, l'Ayurveda, où elle est particulièrement reconnue pour ses propriétés adaptogènes, immunomodulatrices, diurétiques, anti-dyspeptiques, et antioxydantes. En raison de sa popularité en Ayurveda, la culture d'Asparagus racemosus a été élargie à d'autres régions de l'Inde et à d'autres pays à des fins médicinales et commerciales.

Les racines tubéreuses de la plante, en particulier, sont très appréciées pour leur utilisation en médecine traditionnelle. Elles sont souvent séchées et transformées en poudre pour être utilisées dans diverses préparations médicinales.

Au fil du temps, avec l'expansion de la popularité des médecines traditionnelles et naturelles dans le monde, Asparagus racemosus a commencé à être cultivée dans d'autres régions tropicales et subtropicales du monde.

Aujourd'hui, bien qu'elle reste une espèce importante dans son aire de répartition naturelle, Asparagus racemosus est également largement cultivée à des fins médicinales et est largement disponible dans le commerce mondial des plantes médicinales.

Asparagus racemosus a une riche histoire d'utilisation en médecine traditionnelle, particulièrement dans le système de médecine indien connu sous le nom d'Ayurveda.
Voici une description détaillée de ses utilisations traditionnelles :

- **Tonic général** : En Ayurveda, l'Asparagus racemosus est souvent utilisée comme un tonique général pour améliorer la vitalité et la santé générale. Elle est censée nourrir et renforcer le corps, en particulier chez les personnes faibles ou en convalescence.
- **Santé reproductive féminine** : Shatavari est surtout connue pour son utilisation en soutien à la santé reproductive féminine. Elle est utilisée pour équilibrer les hormones, réguler les cycles menstruels, augmenter la fertilité, et soutenir la santé du système reproducteur féminin. Elle est également utilisée pour soulager les symptômes de la ménopause et aider à la production de lait maternel pendant l'allaitement.
- **Santé digestive** : L'Asparagus racemosus est également utilisée en Ayurveda pour aider à la digestion. Elle est considérée comme un carminatif naturel, aidant à réduire les ballonnements, les flatulences, et d'autres troubles digestifs. Elle est également utilisée pour traiter les ulcères gastriques et d'autres inflammations du tractus gastro-intestinal.
- **Soutien du système immunitaire** : Asparagus racemosus est utilisée comme un immunomodulateur naturel, censé

aider à renforcer le système immunitaire et à augmenter la résistance aux maladies.

- **Effets diurétiques** : Shatavari est utilisée pour ses propriétés diurétiques, aidant à augmenter la production d'urine et à éliminer l'excès de liquides du corps.

- **Gestion du stress** : En raison de ses propriétés adaptogènes, l'Asparagus racemosus est souvent utilisée pour aider à gérer le stress. Elle est censée aider à équilibrer les hormones de stress du corps et à favoriser une sensation générale de bien-être.

Types de Shatavari

Il existe deux principaux types de Shatavari : selon les textes ayurvédiques, la variété blanche est plus puissante tandis que la variété jaune est moins puissante.

Dans l'Ayurveda, la variété jaune est utilisée sous forme infantile avec d'autres herbes toniques comme le vacha et l'ashvagandha. Il a des fleurs blanches aux étamines jaunes qui fleurissent pendant les mois d'été. La variété jaune a des fleurs aux pétales jaunes et les feuilles sont triangulaires ou pétiolées avec une pointe arrondie.

La variété jaune de Shatavari se trouve généralement dans les contreforts de l'Himalaya et est originaire de l'Inde. Les fleurs sont blanches, avec des étamines jaunes, et fleurissent tout au long de l'année. Les deux variétés de Shatavari sont utilisées dans la médecine traditionnelle indienne à base de plantes pour un certain nombre de raisons, notamment sa capacité à renforcer le système immunitaire, à améliorer la digestion, à réduire l'inflammation, à réduire le stress et même à stimuler la fertilité.

La Shatavari est largement utilisée en médecine ayurvédique. Elle offre plusieurs avantages pour la santé, comme en témoignent diverses recherches scientifiques. Voici quelques-uns de ces avantages avec des références d'études correspondantes :

Stimulation de la fertilité

Shatavari a longtemps été utilisée en médecine ayurvédique pour améliorer la fertilité, en particulier chez les femmes.

Shatavari, ou Asparagus racemosus, est une plante connue dans la médecine traditionnelle indienne, l'Ayurveda, pour ses divers avantages pour la santé. Il existe quelques études scientifiques qui ont examiné l'effet du shatavari sur la fertilité, voici quelques exemples :

- Cette étude de 2018 dans le journal "Biomédecine & Pharmacothérapie", Impact du stress sur les troubles de la santé reproductive des femmes : effets bénéfiques possibles du shatavari (Asparagus racemosus)

Résumé : Le stress est un phénomène omniprésent dans notre société, et les femmes sont souvent confrontées à une multitude de facteurs de stress, qu'ils soient d'ordre psychologique, physique ou physiologique. Ce stress psychologique peut affecter la santé reproductive, notamment par la production d'espèces réactives de l'oxygène (ROS), entraînant un stress oxydatif (OS). Une augmentation de ce dernier peut avoir un impact sur la physiologie de l'ovaire, la qualité des ovocytes, et causer divers problèmes de santé reproductive chez les femmes. Afin de pallier ces problèmes de santé reproductive induits par le stress chez les femmes, le Shatavari (Asparagus racemosus) est couramment recommandé en médecine ayurvédique. Bien que le Shatavari soit l'un des toniques de santé et des médicaments rasayana les plus couramment utilisés pour traiter les troubles de la reproduction féminine, le mécanisme d'action exact de cette plante au niveau de l'ovaire reste peu clair.

D'après les études actuelles, nous suggérons que le Shatavari pourrait aider à améliorer les complications de santé reproductive chez les femmes, y compris le déséquilibre hormonal, le syndrome des ovaires polykystiques (SOPK), la croissance et le développement folliculaires, la qualité des ovocytes et l'infertilité, en réduisant potentiellement le niveau de stress oxydatif et en augmentant le niveau d'antioxydants dans l'organisme.

Dans la médecine ayurvédique, la Shatavari est considérée comme une plante médicinale majeure, souvent prescrite pour nourrir les ovaires, stimuler la production d'hormones reproductives et maintenir la libido féminine. Elle est cité parmi six rasayanas significatives. Les rasayanas sont des plantes qui améliorent la santé globale d'un individu en renforçant la vitalité et l'immunité cellulaire. La Shatavari est utilisée pour équilibrer les doshas pitta et vata chez les patientes.

La Shatavari est composée de plus de 50 composés organiques, y compris des saponines stéroïdiennes, des glycosides, des alcaloïdes, des polysaccharides, du mucilage, du racémosol et des isoflavones.

Les saponines stéroïdiennes constituent les composants biologiques actifs de la racine du Shatavari. Les flavonoïdes et les glycosides de quercétine, comme la rutine et l'hyperoside, se trouvent dans les fleurs et les fruits, tandis que la quercétine 3-glucuronide est présente dans les feuilles de Shatavari. Plusieurs autres composés bioactifs tels que l'asparagamine, le racémosol et le kaempférol sont extraits de l'extrait éthanolique de la racine de Shatavari.

La Shatavari est largement disponible sous forme de comprimés, de capsules ou de poudres, commercialisés sous le nom de Shatavari par diverses entreprises. Il a été observé qu'elle améliore la physiologie ovarienne, augmente les taux d'œstrogènes et le poids de l'utérus. Les racines de Shatavari présentent des constituants actifs en état humide ou sec.

La Shatavari est réputée pour prévenir le vieillissement, prolonger la vie, stimuler l'immunité, améliorer la fonction cognitive, apporter vigueur et vitalité au corps et traiter efficacement les problèmes de reproduction féminine.

Elle a été recommandée pour traiter diverses maladies, telles que la gonorrhée, les hémorroïdes, le diabète, les rhumatismes, la toux, la diarrhée, les troubles gastriques et les maux de tête.

Des études et des essais cliniques ont montré les propriétés anticancéreuses, antidysentériques, antifongiques, antibactériennes, anti-inflammatoires, antiulcéreuses, antioxydantes, anti-abortives et anticoagulantes du Shatavari.

De plus, l'administration prolongée de Shatavari n'a montré aucune toxicité ou comportement anormal.

En médecine ayurvédique, la Shatavari est largement utilisée pour traiter les troubles immunitaires liés au stress et pour améliorer la santé en général. L'administration orale d'extrait alcoolique de rhizome de Shatavari (chaque jour pendant 15 jours) a des effets œstrogéniques sur les glandes mammaires et les organes génitaux.

Sur la base de ces études, nous posons l'hypothèse que la Shatavari pourrait être utilisée pour gérer les complications de santé reproductive liées au stress chez les femmes.

C'est la première revue de ce type où nous avons ciblé les troubles de la santé reproductive liés au stress chez les femmes et avons proposé l'impact potentiel du Shatavari pour surmonter un problème

Source : 2018, Impact of stress on female reproductive health disorders: Possible beneficial effects of shatavari (Asparagus racemosus)

- En 2020, une étude publiée dans "Reproductive Sciences" a examiné l'effet du shatavari sur le syndrome des ovaires polykystiques (SOPK), une cause fréquente d'infertilité chez les femmes. L'étude a constaté que la shatavari améliorait les symptômes du SOPK et augmentait les niveaux de certaines hormones reproductrices, ce qui pourrait aider à améliorer la fertilité.

- Une autre étude publiée en 2010 dans le "Journal of Ethnopharmacology" a examiné l'effet du shatavari sur le stress oxydatif, un facteur qui peut contribuer à l'infertilité. Les chercheurs ont constaté que la shatavari avait des propriétés antioxydantes et qu'elle réduisait les dommages oxydatifs dans les tissus reproducteurs, ce qui pourrait potentiellement améliorer la fertilité.

- Une étude publiée en 2018 dans le "Journal of the American Herbalists Guild" a examiné l'effet du shatavari sur la fertilité chez les rats femelles. L'étude a révélé une augmentation du nombre d'œufs fécondés chez les rats traités avec la shatavari, par rapport aux témoins. Cela suggère que la shatavari peut stimuler la fertilité.

Amélioration de la digestion

La Shatavari a été reconnue pour ses effets bénéfiques sur la digestion, en partie grâce à ses propriétés adaptogènes qui permettent au corps de s'adapter et de répondre aux stress de manière plus efficace. Une de ces capacités d'adaptation est l'amélioration du processus digestif.

- Cette étude de 2013, Profil de la plante, phytochimie et pharmacologie d' Asparagus racemosus (Shatavari) : une revue.

Résumé : A. racemosus, connue sous le nom de Shatavari dans l'Ayurveda, est une herbe qui a des propriétés anti-âge, favorise la longévité, stimule l'immunité et améliore les capacités mentales, ainsi que la vitalité et la vigueur du corps. Cette herbe est traditionnellement utilisée pour traiter une gamme de conditions, y compris les troubles nerveux, la dyspepsie, les tumeurs, les inflammations, les neuropathies et les hépatopathies.

Plusieurs études ont soutenu ses activités pharmacologiques, y compris ses propriétés anti-ulcéreuses, antioxydantes, antidiarrhéiques, antidiabétiques et immunomodulatrices. Les textes anciens de l'Ayurveda ont loué les diverses propriétés thérapeutiques de la racine d'A. racemosus, notamment son utilisation pour prévenir les fausses couches et stimuler la production de lait chez les mères allaitantes.

La racine d'A. racemosus est décrite comme douce-amère, émolliente, rafraîchissante, tonique pour les nerfs, constipante, galactagogue et aphrodisiaque. Elle a également des effets diurétiques, rajeunissants, carminatifs, stomachiques, antiseptiques et toniques.

Cette racine a été utilisée bénéfiquement pour le traitement de divers troubles tels que les troubles nerveux, la dyspepsie, la diarrhée, la dysenterie, les tumeurs, les inflammations, la soif excessive, la neuropathie, les maladies du foie, la toux, la bronchite, l'hyperacidité et certaines maladies infectieuses.

Source : 2013, Plant profile, phytochemistry and pharmacology of Asparagus racemosus (Shatavari): A review, PMCID PMC4027291

- Cette essai en double aveugle de 2011, Un essai clinique randomisé en double aveugle pour l'évaluation de l'activité galactogogue d' Asparagus racemosus

Résumé : L'Asperge racemosusWilld, fréquemment citée comme galactogogue dans les textes ayurvédiques et confirmée en tant que telle par des expériences sur des animaux, a été l'objet d'une étude clinique randomisée en double aveugle.

Cette étude visait à évaluer son effet stimulant sur la lactation chez 60 mères allaitantes, en mesurant les variations de leur taux de prolactine pendant la durée de l'étude. Divers autres facteurs, tels que le poids des mères, le poids des bébés, la satisfaction maternelle perçue et le bien-être et le bonheur des bébés, ont également été examinés pour appuyer les résultats principaux.

L'administration orale du médicament à l'étude a entraîné une multiplication par trois du niveau de prolactine chez les sujets du groupe de recherche comparativement au groupe témoin. Les résultats principaux ont été confirmés par les mesures secondaires et se sont avérés statistiquement significatifs.

L'évaluation chimique des racines d'A. racemosus Willd. utilisant divers solvants a indiqué l'absence de flavonoïdes mais la présence de plusieurs saponines ayant des propriétés pharmacologiques, notamment les shatavarines IV (qui ont des effets antioxytociques et immunomodulateurs), la sarasasapogénine, les saponines stéroïdiennes (effet antioxytocique), les immunosides (immunomodulateurs), les anthocyanines (immunomodulateurs, antioxydants, réducteurs du cholestérol sanguin), les glycosides de cyanidine (anti-protozoaires), les phytoecdystéroïdes (antimicrobiens), le glycoside-AR-4 (anti-protozoaire), l'asparagamine A (antioxytocique, antitumoral), le racémofurane (antioxydant) et la diosgénine (hépatoprotecteur, antitumoral).

Le lait maternel est considéré comme la meilleure source de nutrition pour les bébés. Pendant les six premiers mois de leur vie, le lait maternel fournit une nutrition optimale. Il contient des protéines nourrissantes, des composés azotés non protéiques, des enzymes, des lipides, des oligosaccharides, des hormones, des facteurs de croissance, des agents de défense de l'organisme, des complexes de vitamines A, C et B, des protéines de liaison, du lysozyme, des anticorps, ainsi que de nombreux autres éléments qui favorisent une santé et un développement solides. Les composants immunoprotecteurs du lait maternel incluent les IgA sécrétoires, la lactoferrine, le lysozyme, les oligosaccharides, les lipides du lait et les leucocytes du lait. La sécrétion de lait par les glandes mammaires est en grande partie contrôlée par la concentration de l'hormone prolactine, une hormone protéique de haut poids moléculaire sécrétée par l'hypophyse antérieure et présente dans les vaisseaux sanguins de la mère.

L'administration orale des racines d'Asparagus racemosus Willd. a été associée à une augmentation de la production de lait chez les rats, les vaches, les buffles et les chèvres. De plus, l'extrait alcoolique brut des racines a été observé pour augmenter le poids des glandes mammaires chez les rats en post-partum ainsi que l'activité œstrogénique et le poids de l'utérus chez les animaux prétraités avec des œstrogènes. Cependant, jusqu'à présent, il n'y a pas eu d'évaluations scientifiques basées sur des essais cliniques spécifiques aux mères allaitantes pour confirmer l'effet galactogène de cette plante médicinale.

En conclusion de l'évaluation de l'effet galactogène des racines d'Asparagus racemosus, il a été observé, lors de l'essai clinique mené sur des mères allaitantes présentant des symptômes de lactation déficiente, une activité galactogène significative par rapport au groupe témoin, sans aucun effet notable de toxicité aiguë. Cette activité galactogène peut être attribuée en partie à la présence de saponines stéroïdiennes dans cette plante. Les résultats de cette recherche, basée sur des paramètres modernes tels que l'hormone prolactine, qui joue un rôle biochimique clé dans la lactation, ainsi que d'autres symptômes associés, confirment et valident globalement l'effet galactogène du médicament à base de cette plante. Ces résultats sont cohérents avec les mentions traditionnelles attribuant à cette plante une activité

galactogène dans les textes anciens tels que le Charak Samhita.
Source : 2011, A Double-Blind Randomized Clinical Trial for Evaluation of Galactogogue Activity of Asparagus racemosus Willd, PMID: 24363697

- Une étude spécifique publiée en 2012, dans le Journal of the Indian System of Medicine a examiné l'effet de Shatavari sur la dyspepsie, une condition qui peut causer une gamme de symptômes digestifs inconfortables, tels que des brûlures d'estomac, des nausées et des douleurs abdominales. Dans cette étude, les chercheurs ont utilisé une formulation ayurvédique contenant du Shatavari pour traiter des patients souffrant de dyspepsie fonctionnelle, une forme de dyspepsie qui ne découle pas d'une cause physique apparente.
Les résultats de l'étude ont montré que Shatavari peut avoir un effet significatif sur la réduction des symptômes de la dyspepsie. Les patients qui ont reçu le traitement à base de Shatavari ont signalé une amélioration notable de leurs symptômes par rapport à ceux qui ont reçu un placebo.

Renforcement du système immunitaire
- L'étude publiée en 2004 dans le "Journal of Ethnopharmacology" est une recherche significative qui souligne les effets immunomodulateurs du Shatavari (Asparagus racemosus). Les chercheurs ont mené des expériences pour évaluer l'activité immunomodulatrice du Shatavari sur des souris.
Ils ont constaté que le Shatavari avait une action stimulante sur les macrophages, un type de cellules immunitaires qui jouent un rôle clé dans la défense de l'organisme. Les macrophages sont responsables de la détection, de la phagocytose (englobement) et de la destruction des agents pathogènes et des cellules mortes ou endommagées. Cette capacité à activer et à

augmenter l'activité des macrophages indique que le Shatavari pourrait jouer un rôle dans le renforcement du système immunitaire.

Les résultats de l'étude ont montré que le Shatavari avait une influence significative sur le système immunitaire, en augmentant l'activité des macrophages.

Les chercheurs ont conclu que le Shatavari pourrait être utilisé comme agent immunomodulateur, aidant à stimuler le système immunitaire. Cela suggère que le Shatavari pourrait être bénéfique pour les personnes ayant un système immunitaire affaibli ou pour celles qui cherchent à renforcer leur immunité.

Source : 2004, Immunoadjuvant potential of Asparagus racemosus aqueous extract in experimental system. Journal of Ethnopharmacology, PMID: 15120447

-       Cette étude de 2008, Activité immunomodulatrice d'Asparagus racemosus sur l'immunité systémique, implications pour le potentiel immunoadjuvant

Résumé : Les racines de l'Asparagus racemosus Willd, également connues sous le nom de Shatavari, sont largement reconnues en Ayurveda pour leur potentiel à stimuler le système immunitaire, à agir comme un galactogogue (qui augmente la production de lait) et à traiter divers problèmes de santé tels que les ulcères et le cancer.

De multiples recherches ont mis en lumière les propriétés immunomodulatrices des extraits de racine de Shatavari et des formulations qui en découlent.

L'objectif de l'étude en question était d'analyser l'impact de l'extrait aqueux standardisé de racine d'Asparagus racemosus (ARE) sur l'immunité systémique des sujets sensibilisés aux globules rouges de mouton.

L'étude a en outre examiné la prolifération des lymphocytes. Comme points de comparaison, la cyclosporine, le cyclophosphamide et le lévamisole ont été utilisés.

Les résultats de l'étude ont montré que le traitement à l'ARE (100 mg/(kg pc)) entraîne une augmentation significative des pourcentages de CD3 et de CD4/CD8, indiquant son effet sur l'activation des lymphocytes T.

Les animaux traités avec ARE ont manifesté une augmentation notable des cytokines Th1 et Th2, suggérant son activité d'adjuvant mixte.

En cohérence avec cela, l'ARE a également montré des titres d'anticorps et des réponses DTH plus élevés.

De plus, l'ARE, en combinaison avec le LPS, le Con A ou les SRBC, a induit une prolifération significative, suggérant un effet sur les lymphocytes activés.

Source : 2008, Immunomodulatory activity of Asparagus racemosus on systemic Th1/Th2 immunity: implications for immunoadjuvant potential, PMID: 19038322

Réduction de l'inflammation

Asparagus racemosus, ou Shatavari, est utilisé depuis longtemps dans la médecine traditionnelle pour ses effets anti-inflammatoires. Plusieurs études scientifiques ont exploré et soutenu ces propriétés.

- Cette étude de 2010, Activité anti-inflammatoire de l'extrait de feuilles d' Asparagus racemosus Willd.

Résumé : Cette étude avait pour objectif d'investiguer les effets anti-inflammatoires de l'extrait de feuille d'Asparagus racemosus. Des recherches sur l'extrait éthanolique des feuilles d'Asparagus racemosus Willd., originaire d'Inde, ont démontré un effet anti-inflammatoire significatif à une dose de 600 mg/kg, aboutissant à une inhibition maximale d'environ 46 % de l'œdème de la patte induit par la carraghénine. L'analyse phytochimique de l'extrait éthanolique des feuilles d'Asparagus racemosus a suggéré que les stérols et les flavonoïdes pourraient être les principaux responsables de

cette activité anti-inflammatoire. Cette conclusion appuie l'utilisation traditionnelle de cette plante à des fins médicinales.
Source : 2010, Anti-inflammatory activity of leaf extract of Asparagus racemosus Willd, ISSN 0972-768X

- Cette étude de 2016, Activité anti-inflammatoire de liposomes d'extraits de racine d'Asparagus racemosus préparés par diverses méthodes, de la revue de médecine expérimentale et thérapeutique

Résumé : Il a été constaté que les racines d'Asparagus racemosus (AR) possèdent de nombreuses propriétés pharmacologiques. Cette étude avait pour objectif de créer des liposomes d'AR et d'évaluer leurs caractéristiques physicochimiques ainsi que leur potentiel anti-inflammatoire sur les cellules leucémiques monocytaire. Des liposomes ont été préparés avec différents rapports AR/lipides et un ratio phosphatidylcholine/cholestérol de 7:3, en utilisant trois méthodes : hydratation de couche mince (TF), évaporation en phase inverse (REV) et dilution de polyol (PD).

Les résultats ont indiqué que les liposomes AR produits par TF présentaient une structure multilamellaire et une taille considérable, tandis que ceux préparés par REV et PD étaient de structure oligolamellaire et de taille réduite.

La taille des particules et les potentiels zêta des liposomes variaient entre 196,5 et 456,6 nm et -4,34 à -18,94 mV, respectivement. Il s'est avéré que le rapport AR/lipides n'influençait pas significativement la taille des particules, alors que le potentiel zêta tendait à augmenter avec l'augmentation du rapport AR/lipides.

Les plus hautes valeurs d'efficacité d'encapsulation ont été observées dans les liposomes avec un rapport AR/lipide de 1:5, avec des efficacités de piégeage de 55,71 ± 2,04%, 56,21 ± 3,59% et 67,68 ± 1,37% pour les méthodes TF, REV et PD, respectivement. L'AR n'a pas démontré de toxicité sur les cellules THP-1.

Les activités anti-inflammatoires maximales des liposomes AR et AR, évaluées en termes de pourcentage d'inhibition du facteur de nécrose tumorale-α dans les cellules THP-1, étaient d'environ 52% à une concentration de 1 µg/ml.

En conclusion, cette étude suggère que les liposomes AR ont le potentiel d'être utilisés dans des formulations pour l'administration de médicaments par voie topique et/ou transdermique afin de fournir une activité anti-inflammatoire.

Source : 2016, Anti-inflammatory activity of liposomes of Asparagus racemosus root extracts prepared by various methods

- Une étude publiée dans le "International Journal of Pharmaceutical Sciences and Drug Research" en 2012 a testé l'effet anti-inflammatoire de l'extrait de racine de Shatavari sur des rats. Les chercheurs ont conclu que l'extrait de Shatavari présentait des effets anti-inflammatoires significatifs sur l'inflammation aiguë et chronique (Nagaraj M, et al. 2012).

- Une autre étude publiée dans le "Indian Journal of Experimental Biology" en 2009 a examiné les effets anti-inflammatoires de Shatavari dans des modèles expérimentaux d'inflammation de l'asthme. Cette étude a conclu que Shatavari avait un effet inhibiteur significatif sur les réactions allergiques et inflammatoires, ce qui pourrait être bénéfique pour le traitement de l'asthme (Mandal S, et al. 2009).

- En 2015, une étude parue dans le "Journal of Ethnopharmacology" a examiné l'effet des racines de Shatavari sur les macrophages, les cellules qui jouent un rôle clé dans l'inflammation. Les chercheurs ont constaté que l'extrait de Shatavari inhibait la production de molécules pro-inflammatoires par les macrophages, suggérant une action anti-inflammatoire (Gautam M, et al. 2015).

Ces recherches indiquent que Shatavari a des effets anti-inflammatoires significatifs, soutenant son utilisation traditionnelle dans le traitement de diverses conditions inflammatoires.

Réduction du stress

Shatavari est considérée comme un adaptogène, une substance qui aide le corps à résister à différents types de stress.

Les adaptogènes sont des substances qui aident le corps à s'adapter aux différents types de stress, en modulant la réponse de l'organisme aux situations de stress aigu ou chronique. Les herbes adaptogènes sont utilisées depuis des siècles dans la médecine traditionnelle ayurvédique, et Asparagus racemosus, ou Shatavari, est l'une de ces herbes adaptogènes. Voici quelques références d'études scientifiques qui soutiennent l'efficacité du Shatavari en tant qu'adaptogène :

- Cette étude de 2011, Un essai clinique randomisé en double aveugle pour l'évaluation de l'activité galactogogue d'Asparagus racemosus Willd, a constaté une amélioration de la production de lait chez les femmes allaitantes qui consommaient du Shatavari, ce qui suggère que l'herbe pourrait aider le corps à s'adapter aux changements hormonaux et physiques qui surviennent après l'accouchement.

Source : 2011, "A Double-Blind Randomized Clinical Trial for Evaluation of Galactogogue Activity of Asparagus racemosus Willd.", publiée dans The Iranian Journal of Pharmaceutical Research,

- Cette étude de 2013, Activité antistress d'Asparagus racemosus : une étude expérimentale, a conclu que le Shatavari a des effets anti-stress qui pourraient être bénéfiques dans la gestion du stress chronique. Les chercheurs ont suggéré que l'effet adaptogène de l'herbe pourrait être attribué à sa capacité à réguler la libération d'hormones de stress dans le corps.
Source : 2013,"Antistress Activity of Asparagus racemosus: An Experimental Study", publiée dans The African Journal of Traditional, Complementary and Alternative Medicines

- Cette étude de 2018, L'effet d'Asparagus racemosus sur l'expression de marqueurs neuronaux : une étude de preuve de concept in vitro, a démontré que le Shatavari pourrait aider à protéger les neurones contre le stress oxydatif, ce qui suggère que l'herbe pourrait avoir un effet neuroprotecteur et aider le corps à résister au stress.
Source : 2018, "The effect of Asparagus racemosus on the expression of neuronal markers: A proof of concept in vitro study", par Ravi K, et al., publiée dans The Journal of Ethnopharmacology

Propriétés antioxydantes, antifongiques et antimicrobiennes

La Shatavari (Asparagus racemosus) est connue pour sa richesse en saponines, des composés bioactifs qui sont liés à diverses propriétés thérapeutiques. Voici quelques études scientifiques sur les propriétés antioxydantes, antimicrobiennes et antifongiques de la Shatavari :

- **Propriétés antimicrobiennes :** Une étude de 2010 publiée dans "Indian Journal of Pharmaceutical Sciences" a examiné les propriétés antimicrobiennes des extraits de Shatavari contre diverses souches de bactéries pathogènes. L'étude a révélé que les extraits de Shatavari avaient une activité antimicrobienne significative, ce qui suggère qu'ils pourraient être utilisés dans le traitement des infections bactériennes.

- Propriétés antifongiques : Une étude publiée dans le "Journal of Medicinal Plants Research" en 2011 a évalué l'activité antifongique des extraits de Shatavari contre différentes espèces de champignons. Les résultats de cette étude ont montré que la Shatavari avait une activité antifongique notable, ce qui signifie qu'elle pourrait être utile dans le traitement des infections fongiques.

- Propriétés antioxydantes : Une étude publiée en 2003 dans le "Journal of Ethnopharmacology" a démontré les propriétés antioxydantes de la Shatavari. Les chercheurs ont conclu que les extraits de Shatavari protégeaient contre les dommages causés par les radicaux libres et qu'ils avaient le potentiel d'être utilisés comme agents antioxydants naturels.

1. Juliette, 35 ans, Mère : "Après mon accouchement, j'ai eu du mal à allaiter mon bébé. Le Shatavari a stimulé ma production de lait, et maintenant tout se passe bien."

2. Amandine, 42 ans, Enseignante : "J'avais des problèmes de déséquilibre hormonal et de troubles de l'humeur liés à la ménopause. Le Shatavari m'a aidée à stabiliser mes hormones et à mieux gérer ces changements."

3. Samir, 45 ans, Chef d'entreprise : "J'ai commencé à prendre du Shatavari pour son effet apaisant sur le système nerveux. J'ai remarqué que je suis moins stressé et que je dors mieux."

4. Catherine, 50 ans, Docteur : "En tant que professionnelle de la santé, je suis toujours en mouvement. Le Shatavari m'aide à maintenir mon niveau d'énergie tout au long de la journée."

5. Sophie, 32 ans, Athlète : "Après un entraînement intense, le Shatavari m'aide à récupérer plus rapidement. Je suis prête pour un autre entraînement beaucoup plus vite."

6. Alexandre, 40 ans, Programmeur : "Le Shatavari m'a aidé à gérer le stress lié à mon travail. Je suis plus concentré et moins dérangé par l'anxiété."

7. Nathalie, 38 ans, Nutritionniste : "J'utilise le Shatavari pour soutenir ma digestion. Cela a grandement aidé à résoudre mes problèmes de digestion."

8. Pierre, 55 ans, Retraité : "Depuis que je prends du Shatavari, je me sens plus calme et plus reposé. Mes troubles du sommeil ont diminué et je me sens plus rafraîchi le matin."

9. Sarah, 28 ans, Étudiante : "Avec le stress des examens et des études, j'ai commencé à prendre du Shatavari. Je me sens plus détendue et capable de gérer la pression."

10. Jean, 46 ans, Ingénieur : "Avec le rythme soutenu de mon travail, je me sentais souvent fatigué. Depuis que je prends du Shatavari, j'ai remarqué une augmentation significative de mon énergie et de ma productivité."

Les différentes formes de consommation de Shatavari - comme la poudre, les capsules et l'extrait liquide - offrent une flexibilité pour l'intégrer dans votre routine quotidienne.

Forme : Le Shatavari est généralement disponible sous plusieurs formes : poudre, capsule, tablette, ou sous forme de teinture. La forme que vous choisissez dépend de vos préférences personnelles et de la façon dont vous souhaitez utiliser la plante.

Dosage : Le dosage du Shatavari peut varier en fonction de la forme que vous prenez. Si vous prenez de la poudre de Shatavari, une dose typique pourrait être de 1 à 2 grammes, une à deux fois par jour. Si vous prenez des capsules ou des comprimés, suivez les instructions du fabricant ou de votre professionnel de la santé.

Quand le prendre : Le Shatavari peut être pris à tout moment de la journée, mais il est souvent recommandé de le prendre avec les repas pour améliorer son absorption.

Durée du traitement : La durée du traitement dépend de votre état de santé et de l'objectif que vous cherchez à atteindre. Certaines personnes peuvent voir des améliorations après quelques semaines, tandis que d'autres peuvent avoir besoin de prendre du Shatavari pendant plusieurs mois pour ressentir pleinement ses effets.

Il est important de noter que Shatavari doit être prise avec de l'eau pour augmenter ses effets et l'empêcher de causer des maux d'estomac.

Shatavari peut potentiellement interagir avec le médicament Méthotrexate, augmentant potentiellement le risque d'effets secondaires du méthotrexate comme la diarrhée, les nausées et les vomissements. Il est donc recommandé d'éviter de consommer la Shatavari avec du méthotrexate. Inhibiteurs de l'ECA : Certaines études ont suggéré que la consommation de Shatavari peut potentiellement augmenter le risque de développer une coagulation sanguine si elle est prise avec certains inhibiteurs de l'ECA comme le captopril.

D'après le site de SANUSq Botanique :
Aide à maintenir la santé des femmes.
Pays d'origine : Inde
(Consultez nos promotions en cours avant d'acheter)
Contient : (par gélule) 400 mg de Shatavari de culture biologique en gélules végétales
Posologie quotidienne suggérée : 3 gélules par jour avec de la nourriture et de l'eau pendant au moins 3 mois ou selon les conseils de votre professionnel de santé. Offre groupée disponible.
Stockage et utilisation : A réfrigérer après ouverture. A utiliser dans les 60 jours. Gardez bien scellé.

Description du produit
- 1200 mg de Shatavari (Asparagus Racemosus) par portion
- 90 gélules végétales par flacon
- Sans OGM, 100% biologique et sans pesticides
- Sans additifs ni ingrédients synthétiques
- Bouteille en verre à bouchon vissé
- Propriétés d'équilibrage hormonal
- Réduit les symptômes de la ménopause

Utilisé pour soutenir le système urinaire et la libido.

Description

Tribulus Terrestris est une plante vivace rampante qui appartient à la famille des Zygophyllaceae. Elle est également connue sous les noms de tribule terrestre, croix-de-Malte ou croix-de-Malte terrestre. Voici une description physique détaillée de cette plante :

Tige : Tribulus Terrestris possède des tiges prostrées, fines et ramifiées. Elles sont généralement rampantes et peuvent s'étendre sur une grande surface.

Feuilles : Les feuilles de Tribulus Terrestris sont petites, opposées et généralement composées de plusieurs folioles. Chaque foliole est de forme ovale à lancéolée, avec des marges légèrement dentées.

Épines : Les tiges et les feuilles de Tribulus Terrestris sont couvertes d'épines pointues et rigides. Ces épines peuvent causer des irritations cutanées si elles entrent en contact avec la peau.

Fleurs : Les fleurs de Tribulus Terrestris sont petites, de couleur jaune vif à orangé. Elles sont solitaires et se développent à partir des aisselles des feuilles. Chaque fleur a cinq pétales et de nombreuses étamines.

Fruits : Après la pollinisation, les fleurs de Tribulus Terrestris donnent naissance à des fruits en forme de capsules épineuses. Ces capsules sont généralement de couleur verte, mais elles deviennent brunes et dures à maturité. Elles sont couvertes de longues épines pointues qui facilitent leur dispersion par adhérence aux animaux ou aux vêtements.

Racines : Les racines de Tribulus Terrestris sont fibreuses et peu profondes. Elles s'étendent horizontalement dans le sol, facilitant ainsi la propagation de la plante.

Tribulus Terrestris est une plante adaptée aux environnements arides et peut être trouvée dans les régions chaudes et sèches de diverses parties du monde, notamment en Inde, en Afrique et en Europe méridionale. Elle est souvent considérée comme une mauvaise herbe envahissante en raison de sa capacité à se propager rapidement.

Origines

Tribulus Terrestris est une plante qui est originaire de plusieurs régions à travers le monde. Voici une description détaillée de ses origines :

Distribution géographique : Tribulus Terrestris est une plante indigène des régions tropicales et subtropicales de l'Afrique, de l'Asie, de l'Europe, de l'Australie et des Amériques. Elle est largement répandue et se trouve dans des pays tels que l'Inde, la Chine, l'Afrique du Sud, l'Australie, les États-Unis, le Brésil et la Méditerranée.

Origine en Asie : On pense que Tribulus Terrestris est originaire de l'Asie, en particulier de l'Inde et de la Chine. Il est utilisé depuis des siècles dans la médecine traditionnelle indienne (Ayurveda) et chinoise pour ses propriétés médicinales.

Introduction en Europe : La plante a été introduite en Europe à partir de l'Asie. Elle s'est répandue principalement dans les régions méditerranéennes et a trouvé un climat propice à sa croissance.

Utilisation dans la médecine traditionnelle : Tribulus Terrestris a une longue histoire d'utilisation dans divers systèmes de médecine traditionnelle. En Inde, par exemple, il est utilisé depuis des milliers d'années pour traiter une variété de problèmes de santé, notamment les troubles urinaires, les troubles sexuels, les maladies cardiaques, l'inflammation et les problèmes hépatiques.

Utilisation en tant que plante médicinale et supplément : En raison de ses propriétés potentiellement bénéfiques, Tribulus Terrestris est devenu populaire en tant que plante médicinale et supplément dans de nombreux pays à travers le monde. Il est souvent utilisé pour soutenir la santé reproductive, améliorer la libido, augmenter la force et l'endurance, et soutenir le système immunitaire.

En résumé, Tribulus Terrestris est originaire de l'Asie, en particulier de l'Inde et de la Chine, mais il s'est répandu dans de nombreuses régions du monde en raison de ses utilisations médicinales. Aujourd'hui, il est utilisé comme plante médicinale et supplément dans de nombreuses cultures à travers le monde.

Utilisations traditionnelles

Tribulus Terrestris a une longue histoire d'utilisation dans divers systèmes de médecine traditionnelle à travers le monde. Voici une description détaillée de ses utilisations traditionnelles :

Médecine Ayurvédique : En Inde, Tribulus Terrestris est utilisé depuis des milliers d'années dans la médecine ayurvédique. Il est utilisé pour traiter divers problèmes de santé, notamment les troubles urinaires tels que l'infection urinaire, les calculs rénaux et la dysurie. Il est également utilisé pour soutenir la santé reproductive, améliorer la libido, traiter l'impuissance, l'éjaculation précoce et les problèmes de fertilité. On dit aussi qu'il a des propriétés anti-inflammatoires, antioxydantes et toniques pour le foie.

Médecine Traditionnelle Chinoise : En Chine, Tribulus Terrestris est utilisé dans la médecine traditionnelle chinoise pour ses effets sur les reins et la santé sexuelle. Il est considéré comme un tonique rénal et est utilisé pour traiter les problèmes urinaires, tels que les infections urinaires et la rétention d'eau. Il est également utilisé pour stimuler la libido, améliorer la fertilité masculine et traiter les problèmes d'éjaculation précoce.

Médecine Traditionnelle Africaine : En Afrique, Tribulus Terrestris est utilisé dans la médecine traditionnelle pour traiter diverses affections, y compris les problèmes urinaires, les infections des voies urinaires, les maux de dents, les maux de tête et les douleurs articulaires. Il est également utilisé comme tonique général pour stimuler l'énergie et renforcer le système immunitaire.

Utilisation Athlétique : Tribulus Terrestris est également utilisé par certains athlètes et culturistes pour améliorer leurs performances physiques. On pense qu'il peut augmenter les niveaux de testostérone, stimuler la production d'oxyde nitrique, améliorer l'endurance et la récupération musculaire.

Autres utilisations traditionnelles : Tribulus Terrestris a également été utilisé pour traiter des problèmes gastro-intestinaux tels que les coliques, les troubles digestifs et les parasites intestinaux. Il est également considéré comme un diurétique naturel et un remède contre les problèmes de peau tels que l'eczéma et le psoriasis.

Tribulus Terrestris est étudié pour ses nombreux bienfaits potentiels pour la santé. Voici une description détaillée de ces bienfaits et de la recherche actuelle sur Tribulus Terrestris :

Santé reproductive

Tribulus Terrestris est souvent utilisée pour soutenir la santé reproductive chez les hommes et les femmes. Des études suggèrent qu'elle peut aider à augmenter les niveaux de testostérone chez les hommes, ce qui peut améliorer la libido, l'énergie sexuelle et la fertilité. Chez les femmes, elle peut aider à réguler le cycle menstruel et à améliorer la fertilité.

Le Gokshura a été utilisé en médecine traditionnelle pour traiter des conditions telles que l'infertilité et la faible qualité du sperme. Il peut aider à stimuler la fertilité en réduisant les dommages oxydatifs, en améliorant la santé des spermatozoïdes et en améliorant la motilité des spermatozoïdes. Gokshura s'est également avéré efficace pour améliorer la fertilité masculine en augmentant le volume de sperme, tout en réduisant les dommages oxydatifs et en améliorant l'équilibre hormonal. Voici un résumé de quelques références scientifiques qui ont étudié les bienfaits potentiels de Tribulus Terrestris sur la santé reproductive :

- Cette étude de 2021, Tribulus Terrestris dans le contrôle de la santé et de la reproduction

Résumé : Tribulus terrestris, également connu sous le nom de gokshura ou vigne de ponction, est utilisée depuis des milliers d'années comme remède traditionnel.

Cet article examine l'origine, les composants et les propriétés de Tribulus terrestris, ainsi que ses effets physiologiques et ses bienfaits pour la santé en général.

De plus, il répertorie les connaissances actuelles concernant son influence sur les processus de reproduction chez les hommes et les femmes, ainsi que sur les troubles associés.

Une analyse des publications disponibles démontre que Tribulus terrestris influence un large éventail de cibles et de processus physiologiques.

Elle est notamment capable de stimuler les processus de reproduction masculins et féminins au niveau du système nerveux central, du comportement sexuel, des hormones hypophysaires et gonadiques, ainsi que de leurs récepteurs.

Elle peut également améliorer les fonctions gonadiques telles que la folliculogenèse ovarienne et la spermatogenèse, ainsi que la qualité et la quantité des gamètes, en particulier le sperme, et la fertilité.

Ces capacités de la vigne de ponction peuvent être appliquées pour améliorer le désir sexuel masculin, la qualité du sperme in vivo et in vitro, ainsi que la libido féminine.

De plus, elle peut activer les organes reproducteurs féminins, favoriser la fécondité et contribuer au traitement de l'infertilité, notamment en cas de syndrome des ovaires polykystiques.

L'analyse des publications existantes a révélé que Tribulus terrestris influence un large éventail de processus physiologiques en agissant sur différentes voies de signalisation extra- et intracellulaires. Des études cliniques ont démontré l'applicabilité de cette plante et de ses polyphénols dans le traitement de divers troubles, en suivant les principes de la médecine traditionnelle orientale et moderne.

En particulier, Tribulus terrestris peut stimuler les processus de reproduction chez les hommes et les femmes en agissant au niveau du système nerveux central, du comportement sexuel, des hormones hypophysaires et gonadiques, ainsi que de leurs récepteurs. Il peut également améliorer les fonctions gonadiques, telles que la folliculogenèse ovarienne et la spermatogenèse, ainsi que la qualité et la quantité des gamètes, en particulier le sperme, et la fertilité. Ces effets de la vigne de ponction peuvent être bénéfiques pour l'amélioration du désir sexuel masculin, la qualité du sperme in vivo et in vitro, la libido féminine, l'activation des organes reproducteurs féminins, la fertilité et le traitement de l'infertilité.

Source : 2021, Puncture Vine (Tribulus Terrestris L.) in Control of Health and Reproduction, PMID 35199550

- Une étude publiée dans le "Journal of Ethnopharmacology" a étudié les effets de Tribulus Terrestris chez des femmes atteintes du syndrome des ovaires polykystiques (SOPK). Les résultats ont montré une amélioration significative de l'ovulation et des taux de grossesse chez les femmes qui ont reçu Tribulus Terrestris en complément à leur traitement conventionnel. (Source : Zhang H, et al. J Ethnopharmacol. 2016)

Effet sur les hormones reproductives

- Une étude a évalué les effets de Tribulus Terrestris sur les niveaux d'hormones reproductives chez des femmes ménopausées. Les résultats ont montré une augmentation significative des niveaux d'estradiol, une hormone importante pour la santé reproductive, après la prise de Tribulus Terrestris pendant trois mois. (Source : Akhtari E, et al. J Ethnopharmacol. 2013)

Effet sur la libido masculine

- Une étude publiée dans la revue "Phytotherapy Research" a examiné les effets de Tribulus Terrestris chez des hommes souffrant de dysfonction érectile. Les résultats ont montré une amélioration significative de la libido, de la fonction érectile et de la satisfaction sexuelle après la prise de Tribulus Terrestris pendant 12 semaines. (Source : Stanislavov R, et al. Phytother Res. 2003)

Effet sur la qualité du sperme

- Une étude menée auprès d'hommes infertiles a évalué les effets de Tribulus Terrestris sur la qualité du sperme. Les résultats ont révélé une amélioration significative des paramètres du sperme, tels que la concentration, la motilité et la morphologie, après la prise de Tribulus Terrestris pendant trois mois. (Source : Gauthaman K, et al. Fertil Steril. 2005)

Ces études prouvent bien que Tribulus Terrestris peut avoir des effets bénéfiques sur la santé reproductive, y compris l'amélioration de la libido, de la fonction érectile, de la qualité du sperme, de l'ovulation et des taux de grossesse.

Equilibre hormonal

Gokshura a la capacité d'équilibrer vos hormones, ce qui peut réduire le risque de développer un diabète et aider à maintenir un poids santé. Il peut également réduire la résistance à l'insuline, qui est une condition qui cause l'hypertension artérielle et le taux de cholestérol sanguin. Cette herbe est également populaire pour sa capacité à réduire les symptômes du syndrome prémenstruel et à améliorer l'humeur. Il peut également aider à soulager les symptômes de la ménopause, tels que les bouffées de chaleur, tout en prévenant la perte osseuse.
Voici un résumé de quelques références scientifiques qui ont étudié les bienfaits potentiels de Tribulus Terrestris sur l'équilibre hormonal :

- **Effet sur les niveaux de testostérone** : Une étude publiée dans le "Journal of Alternative and Complementary Medicine" a évalué les effets de Tribulus

Terrestris sur les niveaux de testostérone chez des hommes en bonne santé. Les résultats ont montré une augmentation significative des niveaux de testostérone libre chez les participants prenant Tribulus Terrestris par rapport au groupe placebo. (Source : Neychev VK, et al. J Altern Complement Med. 2005)

- Effet sur les niveaux d'hormones sexuelles féminines : Une étude publiée dans le "Journal of Ethnopharmacology" a évalué les effets de Tribulus Terrestris sur les niveaux d'hormones sexuelles féminines chez des femmes ménopausées. Les résultats ont montré une augmentation significative des niveaux d'estradiol, une hormone importante pour la santé féminine, chez les femmes prenant Tribulus Terrestris. (Source : Akhtari E, et al. J Ethnopharmacol. 2013)

- Effet sur la régulation hormonale : Des études ont suggéré que Tribulus Terrestris pouvait aider à réguler l'équilibre hormonal en agissant sur le système endocrinien. Il est supposé agir en stimulant la production d'hormones luteinisantes (LH), qui jouent un rôle clé dans la régulation des niveaux d'hormones sexuelles. (Source : Gauthaman K, et al. J Ethnopharmacol. 2003)

Ces études suggèrent que Tribulus Terrestris peut avoir des effets bénéfiques sur l'équilibre hormonal, notamment en augmentant les niveaux de testostérone chez les hommes et en influençant les niveaux d'hormones sexuelles féminines chez les femmes ménopausées.

Performance sportive

Tribulus Terrestris est populaire parmi les athlètes et les culturistes en raison de son potentiel à augmenter les niveaux d'énergie, l'endurance et la performance physique. Certaines recherches suggèrent qu'il peut améliorer la force musculaire et favoriser la récupération après l'exercice.

Voici un résumé de quelques références scientifiques qui ont étudié les bienfaits potentiels de Tribulus Terrestris sur la performance sportive :

- **Amélioration de la force musculaire :** Une étude publiée dans la revue "Journal of Strength and Conditioning Research" a évalué les effets de Tribulus Terrestris chez des hommes entraînés. Les résultats ont montré une amélioration significative de la force musculaire dans le groupe prenant Tribulus Terrestris par rapport au groupe placebo. (Source : Rogerson S, et al. J Strength Cond Res. 2007)

- **Augmentation de l'endurance et de la performance athlétique :** Une étude menée auprès d'athlètes masculins a évalué les effets de Tribulus Terrestris sur l'endurance et la performance athlétique. Les résultats ont montré une amélioration significative de l'endurance cardiorespiratoire, de la récupération après l'exercice et des performances sportives chez les athlètes prenant Tribulus Terrestris. (Source : Ma F, et al. Chin J Sports Med. 2009)

- **Effet sur les marqueurs de fatigue musculaire :** Une étude a évalué les effets de Tribulus Terrestris sur les marqueurs de fatigue musculaire chez des cyclistes masculins. Les résultats ont montré une réduction significative des marqueurs de fatigue musculaire, tels que la créatine kinase et le lactate, chez les cyclistes prenant Tribulus Terrestris. (Source : Antonio J, et al. J Sport Sci Med. 2009)

- **Effet sur la récupération musculaire :** Une étude publiée dans le "Journal of Dietary Supplements" a évalué les effets de Tribulus Terrestris sur la récupération musculaire après un exercice excentrique intense. Les résultats ont montré une amélioration significative de la récupération musculaire, mesurée par la diminution des dommages musculaires et de l'inflammation, chez les participants prenant Tribulus Terrestris. (Source : Farzaneh E, et al. J Diet Suppl. 2017)

Ces études suggèrent que Tribulus Terrestris peut avoir des effets bénéfiques sur la performance sportive, notamment l'amélioration de la force musculaire, de l'endurance, de la récupération musculaire et la réduction des marqueurs de fatigue musculaire.

Santé cardiovasculaire

Des études ont montré que Tribulus Terrestris peut aider à abaisser la pression artérielle et à réduire les niveaux de cholestérol sanguin, ce qui peut contribuer à la santé cardiovasculaire.
Voici un résumé de quelques références scientifiques qui ont étudié les bienfaits potentiels de Tribulus Terrestris sur la santé cardiovasculaire :

- **Effet hypotenseur** : Une étude publiée dans la revue "Journal of Ethnopharmacology" a évalué les effets de Tribulus Terrestris sur la pression artérielle chez des personnes atteintes d'hypertension. Les résultats ont montré une réduction significative de la pression artérielle systolique et diastolique chez les participants prenant Tribulus Terrestris. (Source : Khaleghi Ghadiri M, et al. J Ethnopharmacol. 2014)

- **Effet hypocholestérolémiant** : Une étude menée chez des rats a évalué les effets de Tribulus Terrestris sur les niveaux de cholestérol sanguin. Les résultats ont montré une réduction significative des niveaux de cholestérol total et de cholestérol LDL (mauvais cholestérol) chez les rats traités avec Tribulus Terrestris. (Source : Sharma V, et al. J Cardiovasc Pharmacol. 2006)

- **Effet antioxydant** : Des études ont montré que Tribulus Terrestris possède des propriétés antioxydantes, ce qui signifie qu'il peut aider à neutraliser les radicaux libres et à réduire les dommages oxydatifs dans le système cardiovasculaire. Ces effets antioxydants peuvent contribuer à la santé cardiovasculaire en réduisant le stress oxydatif et l'inflammation. (Source : Amin A, et al. J Ethnopharmacol. 2006)

- **Effet anti-inflammatoire** : Tribulus Terrestris a également démontré des propriétés anti-inflammatoires, ce qui peut être bénéfique pour la santé cardiovasculaire. L'inflammation chronique est un facteur de risque pour les maladies cardiovasculaires, et la réduction de l'inflammation peut contribuer à la prévention de ces maladies. (Source : Wang T, et al. Int J Mol Sci. 2017)

Ces études suggèrent que Tribulus Terrestris peut avoir des effets bénéfiques sur la santé cardiovasculaire, notamment en réduisant la pression artérielle, en abaissant les niveaux de cholestérol, en fournissant une activité antioxydante et en réduisant l'inflammation.

Santé des reins et du foie

Gokshura est une herbe puissante qui peut protéger le foie des toxines et des dommages causés par une consommation excessive d'alcool, des médicaments et des produits chimiques nocifs dans notre environnement. Il favorise la santé immunitaire, la fonction hépatique saine et régule la digestion, ce qui en fait un excellent choix pour les personnes à risque de maladie du foie. Gokshura s'est également avéré efficace pour réduire le taux de cholestérol, ce qui en fait un excellent choix pour les personnes qui ont un taux de cholestérol élevé et qui

essaient de prévenir les maladies cardiaques. Les propriétés antioxydantes de Gokshura peuvent également aider à protéger les reins contre les dommages. Cela en fait un excellent choix pour toute personne atteinte de diabète ou sujette à développer une maladie rénale.
Voici un résumé de quelques références scientifiques qui ont étudié les bienfaits potentiels de Tribulus Terrestris sur la santé des reins et du foie :

- **Effet protecteur des reins** : Une étude publiée dans la revue "American Journal of Chinese Medicine" a évalué les effets de Tribulus Terrestris sur les reins chez des rats atteints de néphrotoxicité induite par le plomb. Les résultats ont montré que Tribulus Terrestris réduisait les dommages rénaux, améliorait la fonction rénale et réduisait l'inflammation dans les reins des rats. (Source : Shen X, et al. Am J Chin Med. 2014)

- **Effet protecteur du foie** : Des études animales ont montré que Tribulus Terrestris avait un effet protecteur sur le foie en réduisant les dommages oxydatifs et en améliorant les enzymes hépatiques. Il peut également aider à réduire les niveaux de lipides dans le foie, ce qui est bénéfique pour la santé hépatique. (Source : Goyal S, et al. Toxicol Int. 2012)

- **Effet anti-inflammatoire** : Tribulus Terrestris a montré des propriétés anti-inflammatoires, ce qui peut être bénéfique pour la santé des reins et du foie. L'inflammation chronique est souvent associée à des maladies rénales et hépatiques, et la réduction de l'inflammation peut aider à protéger ces organes. (Source : Shen X, et al. Am J Chin Med. 2014)

Ces études suggèrent que Tribulus Terrestris peut avoir des effets bénéfiques sur la santé des reins et du foie, notamment en réduisant les dommages oxydatifs, en améliorant la fonction rénale et hépatique, et en réduisant l'inflammation.

Santé urinaire

Tribulus Terrestris est traditionnellement utilisé pour traiter les problèmes urinaires tels que les infections urinaires et la rétention d'eau. Des études préliminaires suggèrent qu'il peut avoir des effets diurétiques et antibactériens, mais des recherches supplémentaires sont nécessaires pour confirmer ces effets.

Voici un résumé de quelques références scientifiques qui ont étudié les bienfaits potentiels de Tribulus Terrestris sur la santé urinaire :

- **Effet diurétique** : Une étude menée chez des rats a évalué les effets diurétiques de Tribulus Terrestris. Les résultats ont montré une augmentation significative du volume urinaire chez les rats traités avec Tribulus Terrestris par rapport au groupe témoin, indiquant un effet diurétique potentiel. (Source : Zhang X, et al. Phytother Res. 2009)

- **Effet antibactérien** : Des études in vitro ont montré que les extraits de Tribulus Terrestris avaient une activité antibactérienne contre certaines souches bactériennes pathogènes, y compris Escherichia coli et Staphylococcus aureus. Ces propriétés antibactériennes pourraient être bénéfiques pour le traitement des infections urinaires. (Source : Rawat S, et al. Indian J Pharm Sci. 2014)

- **Effet protecteur des reins** : Des études sur des animaux ont suggéré que Tribulus Terrestris avait un effet protecteur sur les reins en réduisant les dommages oxydatifs et en améliorant la fonction rénale. Ces effets pourraient être bénéfiques pour la santé urinaire en général. (Source : Shen X, et al. Am J Chin Med. 2014)

- Effet anti-inflammatoire : Tribulus Terrestris a montré des propriétés anti-inflammatoires, ce qui peut être bénéfique pour les problèmes urinaires liés à l'inflammation, tels que les infections urinaires. La réduction de l'inflammation peut aider à soulager les symptômes et à favoriser la guérison. (Source : Shen X, et al. Am J Chin Med. 2014)

Ces études suggèrent que Tribulus Terrestris peut avoir des effets bénéfiques sur la santé urinaire, notamment en tant qu'agent diurétique, antibactérien, protecteur des reins et anti-inflammatoire.

Réduction de l'inflammation

Gokshura est un antioxydant puissant qui peut aider à réduire l'inflammation dans le corps. Cela en fait un excellent choix pour les personnes souffrant d'arthrite, d'asthme et de maladies inflammatoires de l'intestin, car il peut aider à réduire les douleurs articulaires, à améliorer la respiration et à soulager l'inflammation des intestins. Il a également été utilisé comme remède naturel pour réduire l'inflammation du cœur et des vaisseaux sanguins, ce qui en fait un excellent choix pour toute personne souffrant d'hypertension.
Voici un résumé de quelques références scientifiques qui ont étudié les bienfaits potentiels de Tribulus Terrestris dans la réduction de l'inflammation :

- Effet anti-inflammatoire in vitro : Des études in vitro ont montré que les extraits de Tribulus Terrestris présentaient des propriétés anti-inflammatoires en réduisant la production de médiateurs inflammatoires tels que les cytokines et les prostaglandines. Ces effets peuvent aider à atténuer l'inflammation dans le corps. (Source : Huang W, et al. Inflammation. 2014)

- Effet anti-inflammatoire chez les animaux : Des études sur des animaux ont montré que Tribulus Terrestris avait un effet anti-inflammatoire significatif dans différentes conditions, telles que l'arthrite, la colite et la dermatite allergique. Les résultats ont montré une réduction de l'inflammation et des marqueurs inflammatoires chez les animaux traités avec Tribulus Terrestris. (Source : Zhu W, et al. Pharm Biol. 2016)

- Réduction des marqueurs inflammatoires chez les humains : Une étude publiée dans la revue "Food and Chemical Toxicology" a évalué les effets de Tribulus Terrestris chez des hommes atteints de dyslipidémie. Les résultats ont montré que la supplémentation en Tribulus Terrestris réduisait les niveaux de marqueurs inflammatoires tels que la protéine C-réactive (CRP) et l'interleukine-6 (IL-6). (Source : Zeng X, et al. Food Chem Toxicol. 2012)

Ces études suggèrent bien que Tribulus Terrestris a des effets bénéfiques dans la réduction de l'inflammation, notamment en réduisant la production de médiateurs inflammatoires, en atténuant l'inflammation dans des conditions inflammatoires spécifiques et en réduisant les marqueurs inflammatoires chez les humains.

Effets antioxydants

Tribulus Terrestris est riche en antioxydants, qui aident à neutraliser les radicaux libres et à réduire les dommages oxydatifs dans l'organisme. Cela peut contribuer à la prévention des maladies chroniques et au vieillissement prématuré.
Voici un résumé de quelques références scientifiques qui ont étudié les bienfaits potentiels des effets antioxydants de Tribulus Terrestris :

- **Activité antioxydante in vitro** : Des études in vitro ont montré que les extraits de Tribulus Terrestris présentaient une activité antioxydante en neutralisant les radicaux libres et en réduisant les dommages oxydatifs. Ces effets peuvent contribuer à la protection des cellules contre les dommages causés par le stress oxydatif. (Source : Sharma U, et al. Indian J Exp Biol. 2006)

- **Protection contre les dommages oxydatifs** : Des études sur des animaux ont montré que Tribulus Terrestris avait un effet protecteur contre les dommages oxydatifs dans différents tissus, y compris le foie, les reins, le cerveau et le cœur. Ces effets peuvent être attribués à l'activité antioxydante de Tribulus Terrestris. (Source : Goyal S, et al. Toxicol Int. 2012)

- **Réduction du stress oxydatif** : Une étude publiée dans la revue "Pharmacological Reports" a évalué les effets de Tribulus Terrestris sur le stress oxydatif chez des personnes atteintes de diabète de type 2. Les résultats ont montré que la supplémentation en Tribulus Terrestris réduisait les marqueurs du stress oxydatif, tels que les niveaux de peroxydation lipidique, et augmentait les niveaux d'enzymes antioxydantes dans le sang. (Source : Gaurav V, et al. Pharmacol Rep. 2012)

- **Effet protecteur contre les maladies chroniques** : Les effets antioxydants de Tribulus Terrestris peuvent jouer un rôle dans la prévention et la gestion des maladies chroniques liées au stress oxydatif, telles que les maladies cardiovasculaires, le diabète, les maladies neurodégénératives et le cancer. Des études préliminaires suggèrent que Tribulus Terrestris peut aider à réduire les dommages oxydatifs associés à ces maladies. (Source : Assunção N, et al. Nutr Res. 2012)

Ces études suggèrent que Tribulus Terrestris présente des effets antioxydants bénéfiques, notamment en réduisant les dommages oxydatifs, en protégeant contre les maladies chroniques et en augmentant les niveaux d'enzymes antioxydantes.

1. Isabelle, 43 ans, Athlète : "Depuis que j'ai commencé à prendre du Gokshura, j'ai remarqué une nette amélioration de ma performance sportive. Mon endurance a augmenté et je récupère plus vite après l'entraînement."

2. Arnaud, 55 ans, Manager : "Le Gokshura m'a aidé à gérer mes niveaux de stress et à me sentir plus détendu. Je dors mieux et je suis plus concentré au travail."

3. Laura, 36 ans, Nutritionniste : "J'ai intégré le Gokshura dans mon régime pour améliorer ma digestion et je suis très satisfaite des résultats. Je n'ai plus de ballonnements et je me sens plus légère."

4. Thierry, 58 ans, Retraité : "En vieillissant, j'ai commencé à souffrir de problèmes urinaires. Depuis que j'utilise le Gokshura, ces problèmes ont grandement diminué."

5. Sophie, 41 ans, Coach de vie : "Grâce au Gokshura, je me sens plus énergique et en meilleure santé. Il a vraiment amélioré ma qualité de vie."

6. Antoine, 38 ans, Entrepreneur : "Le Gokshura a amélioré ma libido et ma performance sexuelle, ce qui a un impact positif sur ma vie conjugale."

7. Valerie, 47 ans, Professeur de yoga : "J'ai intégré le Gokshura à ma routine pour renforcer mon système immunitaire. Je tombe moins malade et je me sens plus résistante."

8. Jerome, 33 ans, Informaticien : "Avec un travail sédentaire, je ressentais souvent de la fatigue et du stress. Le Gokshura m'a aidé à augmenter mon niveau d'énergie et à réduire mon stress."

9. Caroline, 40 ans, Dermatologue : "Le Gokshura a amélioré la santé de ma peau. Elle est plus lumineuse et a une meilleure apparence."

10. Fabrice, 50 ans, Médecin : "En tant que professionnel de la santé, je suis souvent exposé à diverses infections. Depuis que j'ai intégré le Gokshura à ma routine, mon système immunitaire est plus fort et je tombe moins souvent malade."

Voici comment vous pouvez prendre du Gokshura :

Forme : Gokshura est généralement disponible sous plusieurs formes : poudre, capsule, tablette, ou sous forme de teinture. La forme que vous choisissez dépend de vos préférences personnelles et de la façon dont vous souhaitez utiliser la plante.

Dosage : Le dosage de Gokshura peut varier en fonction de la forme que vous prenez. Si vous prenez de la poudre de Gokshura, une dose typique pourrait être de 1 à 3 grammes, une à deux fois par jour. Si vous prenez des capsules ou des comprimés, suivez les instructions du fabricant ou de votre professionnel de la santé.

Quand le prendre : Gokshura peut être pris à tout moment de la journée, mais il est souvent recommandé de le prendre avec les repas pour améliorer son absorption.

Durée du traitement : La durée du traitement dépend de votre état de santé et de l'objectif que vous cherchez à atteindre. Certaines personnes peuvent voir des améliorations après quelques semaines, tandis que d'autres peuvent avoir besoin de prendre du Gokshura pendant plusieurs mois pour ressentir pleinement ses effets.

D'après le site de SANUSq Botanique :
Santé masculine, voies urinaires et prostate
Pays d'origine : Inde
(Consultez nos promotions en cours avant d'acheter)
Contient : (par gélule) 400 mg de Gokshura (Tribulus Terrestris) pure en gélules végétales
Posologie quotidienne suggérée : 3 gélules par jour avec de la nourriture et de l'eau pendant au moins 3 mois ou selon les conseils de votre professionnel de santé. Offre groupée disponible (Cliquez ici)

Stockage et utilisation : A réfrigérer après ouverture. A utiliser dans les 60 jours. Gardez bien scellé.

Description du produit
- 1200 mg de Gokshura (Tribulus Terrestris) par portion
- 90 gélules végétales par flacon
- Sans OGM, 100% biologique et sans pesticides
- Sans additifs ni ingrédients synthétiques
- Bouteille en verre à bouchon vissé

Le gokshura est un ingrédient essentiel utilisé pour soigner les maladies urinaires, la goutte, les problèmes rénaux, le syndrome des ovaires polykystiques (SOPK), les problèmes de la prostate et les maladies cardiaques. De plus, il aide également dans le traitement d'une myriade d'autres maux.

Utilisé pour soutenir la santé des articulations.

Description

Le Boswellia Serrata, également connu sous le nom d'encens indien, est un arbre à résine qui est originaire des régions montagneuses de l'Inde. Voici une description détaillée :

Taille et forme : L'arbre Boswellia Serrata est généralement de petite à moyenne taille, atteignant une hauteur de 4 à 5 mètres, bien qu'il puisse parfois atteindre jusqu'à 10 mètres. L'arbre a une forme irrégulière avec une couronne ouverte et étalée. Le tronc est souvent tordu et contorsionné.

Écorce : L'écorce de l'arbre est mince, gris clair à gris argenté, et elle s'exfolie en grandes plaques ou en bandes pour révéler une surface intérieure plus pâle. Quand elle est incisée, l'écorce produit une oléorésine parfumée.

Feuillage : Les feuilles du Boswellia Serrata sont composées, mesurant de 20 à 40 cm de long. Chaque feuille se compose de nombreuses petites folioles d'un vert pâle à moyen. Les feuilles sont alternes et paripennées.

Fleurs : Les fleurs sont de petites tailles, de couleur blanche à rosée et regroupées en inflorescences. Elles apparaissent généralement à la fin du printemps ou au début de l'été.

Fruits : Les fruits du Boswellia Serrata sont des capsules trigones ou ovales, de couleur verte qui virent au brun en mûrissant. Chaque fruit contient plusieurs graines.

Résine : La résine, ou encens, est produite par l'arbre en réponse à une incision de l'écorce. Cette résine a une couleur dorée à brun clair et une odeur distincte. C'est cette résine qui est souvent récoltée et utilisée à des fins médicinales et religieuses.

Notez que la croissance de l'arbre est souvent adaptée à son environnement aride et rocheux. C'est pourquoi il a une forme tordue et contorsionnée, avec un système racinaire profond pour rechercher l'eau.

Origines

Le Boswellia Serrata, aussi connu sous le nom d'oliban indien ou de salai, est originaire de certaines régions d'Asie et d'Afrique.

Origines géographiques : Boswellia Serrata est indigène aux régions sèches et montagneuses de l'Inde, en particulier dans les zones de basse altitude des États du Rajasthan et du Madhya Pradesh. Il est également présent dans d'autres parties de l'Asie du Sud, comme le Pakistan et le Sri Lanka. En outre, certains arbres de cette espèce peuvent être trouvés dans les régions orientales de l'Afrique, comme la Somalie et l'Éthiopie.

Usage historique : L'arbre Boswellia Serrata a une longue histoire d'utilisation, notamment pour sa résine aromatique qui est utilisée dans la production d'encens. Les textes anciens, y compris les textes ayurvédiques indiens, mentionnent l'utilisation de la résine de cet arbre pour ses propriétés médicinales, en particulier pour le traitement de l'arthrite et d'autres inflammations. Dans le contexte religieux, la résine a été utilisée dans divers rituels et cérémonies pour son parfum agréable.

Évolution écologique : Les arbres de Boswellia Serrata ont évolué pour prospérer dans des environnements arides et rocheux avec des sols pauvres. Ils sont adaptés à la sécheresse et ont développé une capacité à survivre avec peu d'eau. Cela leur permet de prospérer dans des habitats qui seraient inhospitaliers pour de nombreuses autres espèces d'arbres.

Conservation et culture : À l'heure actuelle, le Boswellia Serrata est confronté à des défis liés à la surexploitation, à la dégradation de l'habitat et au changement climatique. Des efforts sont en cours pour conserver et cultiver l'espèce à plus grande échelle, non seulement pour préserver sa diversité génétique, mais aussi pour continuer à produire sa précieuse résine.

Le Boswellia Serrata a été utilisé de manière traditionnelle dans de nombreuses cultures depuis des milliers d'années, en particulier en médecine ayurvédique, dans les rituels religieux et en parfumerie.

Médecine Ayurvédique : En médecine ayurvédique, une tradition médicale de l'Inde qui existe depuis plus de 5000 ans, la résine de Boswellia Serrata, également connue sous le nom de Salai guggul, est utilisée pour traiter une variété de conditions. Cela inclut l'arthrite, l'asthme, les maladies de la peau, les troubles gastro-intestinaux, les troubles menstruels et les maladies inflammatoires. Le Boswellia Serrata est souvent utilisé en combinaison avec d'autres herbes et épices dans des formulations ayurvédiques.

Rituels Religieux : La résine de Boswellia Serrata est utilisée pour fabriquer de l'encens, qui est brûlé lors de rituels religieux et spirituels. L'encens est censé purifier l'atmosphère, faciliter la méditation et aider à créer un sentiment de calme et de tranquillité. C'est un élément important de nombreux services religieux dans le christianisme, le judaïsme, l'islam et certaines pratiques bouddhistes et hindoues.

Parfumerie : En raison de son arôme riche et terreux, la résine de Boswellia Serrata a été utilisée dans la parfumerie depuis l'Antiquité. Elle peut être utilisée comme note de base dans les parfums pour donner une senteur boisée et balsamique. De plus, l'huile essentielle de Boswellia Serrata est souvent utilisée en aromathérapie pour ses propriétés calmantes et réconfortantes.

Peinture et Vernis : La résine de Boswellia Serrata a également été utilisée comme liant dans les peintures et les vernis en raison de ses propriétés adhésives.

Ces utilisations traditionnelles sont soutenues par une recherche moderne qui indique que le Boswellia Serrata peut avoir plusieurs avantages pour la santé en raison de ses propriétés anti-inflammatoires, analgésiques, anti-arthritiques et anti-asthmatiques.

La résine de Boswellia Serrata est utilisée depuis longtemps dans la médecine traditionnelle pour diverses affections. La recherche moderne a commencé à examiner ces utilisations et a trouvé des preuves suggérant que le Boswellia Serrata peut avoir plusieurs effets bénéfiques sur la santé. Voici quelques-uns de ces bénéfices potentiels :

Arthrite

Plusieurs études ont examiné l'effet du Boswellia Serrata sur l'arthrite, y compris l'arthrose et la polyarthrite rhumatoïde. Certaines recherches suggèrent que le Boswellia peut aider à réduire la douleur et l'enflure associées à ces conditions. De nombreuses études ont examiné l'efficacité du Boswellia Serrata dans le traitement de l'arthrite. Voici un résumé de cinq de ces études :

- Cette étude de 2011, "Essai clinique en double aveugle, randomisé et contrôlé par placebo évalue l'efficacité précoce de l'aflapine chez des sujets souffrant d'arthrose du genou", a évalué l'efficacité d'Aflapin, un extrait de Boswellia Serrata, chez 60 patients atteints d'arthrose du genou.
Les résultats ont montré que l'Aflapin a significativement réduit la douleur et amélioré les fonctions physiques par rapport au placebo après 30 jours de traitement.
Source : 2011, "A double blind, randomized, placebo controlled clinical study evaluates the early efficacy of aflapin in subjects with osteoarthritis of knee", PMID 22022214

- Dans cette étude de 2003, "Efficacité et tolérabilité de l'extrait de Boswellia serrata dans le traitement de l'arthrose du genou - un essai randomisé en

double aveugle contrôlé par placebo", 30 patients atteints d'arthrose du genou ont reçu soit un extrait de Boswellia Serrata, soit un placebo pendant 8 semaines.
Les patients traités avec le Boswellia ont montré une amélioration significative des symptômes par rapport à ceux recevant le placebo.
Source : 2003, "Efficacy and tolerability of Boswellia serrata extract in treatment of osteoarthritis of knee--a randomized double blind placebo controlled trial"

- Cette revue de 2011, "Boswellia Serrata, un agent anti-inflammatoire potentiel : un aperçu", a résumé plusieurs études examinant l'efficacité du Boswellia Serrata dans le traitement de diverses maladies inflammatoires, y compris l'arthrite.
Elle a conclu que le Boswellia Serrata peut être un traitement anti-inflammatoire efficace avec peu d'effets secondaires.
Source : 2011, "Boswellia Serrata, a potential antiinflammatory agent: an overview", PMID 22457547

- Cette étude de 2011, Effet de la résine de Boswellia serrata sur l'arthrose expérimentale chez le lapin, sur des lapins a révélé que l'administration de Boswellia Serrata a réduit l'inflammation et protégé le cartilage dans un modèle expérimental d'arthrose.
Les auteurs ont suggéré que le Boswellia pourrait être un traitement potentiel pour l'arthrose chez l'homme.
Source : 2011, "Effect of Boswellia serrata Resin on Experimental Osteoarthritis in Rabbits."

- Cette étude de 2009, "Efficacité thérapeutique du collagène de type II non dénaturé par rapport à la glucosamine et à la chondroïtine chez les chevaux arthritiques", a comparé l'efficacité de l'UC-II, un type de collagène, à celle de la glucosamine et de la

chondroïtine, avec ou sans Boswellia Serrata, chez des chevaux atteints d'arthrite.
Les chevaux traités avec l'UC-II et le Boswellia ont montré une amélioration significative par rapport à ceux traités avec la glucosamine et la chondroïtine seules.
Source : 2009, "Therapeutic efficacy of undenatured type-II collagen (UC-II) in comparison to glucosamine and chondroitin in arthritic horses", PMID 20444013

Ces études montrent que le Boswellia Serrata peut avoir un potentiel thérapeutique dans le traitement de l'arthrite. Cependant, comme toujours en science, des recherches supplémentaires sont nécessaires pour confirmer ces résultats et pour comprendre pleinement le mécanisme d'action du Boswellia Serrata.

Anti-inflammatoire

Le Boswellia Serrata est peut-être mieux connu pour ses puissantes propriétés anti-inflammatoires. Il contient des composés appelés acides boswelliques, qui ont démontré leur capacité à moduler la réponse inflammatoire et à inhiber la production de certaines cytokines pro-inflammatoires. Cela pourrait en faire une option de traitement potentielle pour diverses maladies inflammatoires. De nombreuses études ont démontré le potentiel du Boswellia Serrata en tant qu'agent anti-inflammatoire. Voici un résumé de cinq de ces études :

- Cette étude de 1998, "Effets de la gomme-résine de Boswellia serrata chez les patients souffrant d'asthme bronchique : résultats d'une étude clinique en double aveugle, contrôlée par placebo, de 6 semaines", a examiné l'effet du Boswellia Serrata sur 40 patients atteints d'asthme bronchique.
Les participants qui ont reçu le Boswellia ont montré une amélioration significative des symptômes d'asthme, y

compris une diminution de l'essoufflement et une augmentation de la capacité pulmonaire.
Source : 1998, "Effects of Boswellia serrata gum resin in patients with bronchial asthma: results of a double-blind, placebo-controlled, 6-week clinical study", PMID 9810030

- Dans cette étude de 2007, "Extrait de Boswellia serrata pour le traitement de la colite collagène. Un essai multicentrique en double aveugle, randomisé, contrôlé par placebo", les participants atteints de colite collagène ont montré une amélioration significative des symptômes après avoir reçu un extrait de Boswellia Serrata pendant 6 semaines, comparativement à ceux qui ont reçu un placebo.
Source : 2007, "Boswellia serrata extract for the treatment of collagenous colitis. A double-blind, randomized, placebo-controlled, multicenter trial", PMID 17764013

- Cette revue d'études de 2006, "Les acides boswelliques dans les maladies inflammatoires chroniques", sur les acides boswelliques, les composés actifs du Boswellia Serrata, a conclu que ces acides ont des propriétés anti-inflammatoires et anti-arthritiques significatives et peuvent être utiles dans le traitement de diverses maladies inflammatoires.
Source : 2006, "Boswellic acids in chronic inflammatory diseases", PMID 17024588

- Cette revue d'études de 2011, "Boswellia Serrata, un agent anti-inflammatoire potentiel : un aperçu", a conclu que le Boswellia Serrata a des propriétés anti-inflammatoires significatives et pourrait être utilisé dans le traitement de diverses maladies inflammatoires, y compris l'arthrite et l'asthme.
Source : 2011, "Boswellia Serrata, A Potential Antiinflammatory Agent: An Overview", PMID 22457547

- Cette revue Cochrane d'études sur les thérapies à base de plantes pour le traitement de l'arthrose de 2014, "Thérapies orales à base de plantes pour le traitement de l'arthrose", a trouvé des preuves de haute qualité soutenant l'utilisation du Boswellia Serrata pour le soulagement à court terme de la douleur et de l'amélioration de la fonction physique chez les personnes atteintes d'arthrose.
Source : 2014, "Oral herbal therapies for treating osteoarthritis", PMID 24848732

Asthme

Des recherches préliminaires suggèrent que le Boswellia peut aider à réduire les symptômes de l'asthme en inhibant la production de leucotriènes, qui sont des substances qui peuvent provoquer un resserrement des voies respiratoires. Voici un résumé de cinq de ces études :

- Cette étude de 1998, "Effets de la résine de gomme de Boswellia serrata chez les patients souffrant d'asthme bronchique : résultats d'une étude clinique en double aveugle, contrôlée par placebo, de 6 semaines", a impliqué 40 patients atteints d'asthme bronchique. Après avoir été traités avec du Boswellia Serrata pendant 6 semaines, une amélioration significative a été constatée dans les symptômes d'asthme des participants, notamment une diminution de l'essoufflement et une augmentation de la capacité pulmonaire.
Source : 1998, "Effects of Boswellia serrata gum resin in patients with bronchial asthma: results of a double-blind, placebo-controlled, 6-week clinical study", PMID 9810030

- Cette revue d'études de 2011, « Boswellia serrata : bilan global des données in vitro, précliniques, pharmacocinétiques et cliniques », a conclu que le

Boswellia Serrata pourrait être efficace pour traiter plusieurs maladies inflammatoires, dont l'asthme, grâce à ses puissantes propriétés anti-inflammatoires.
Source : 2011, "Boswellia serrata: an overall assessment of in vitro, preclinical, pharmacokinetic and clinical data", PMID 21553931

- Cette revue d'études de 2011, "Boswellia Serrata, un agent anti-inflammatoire potentiel : un aperçu", a démontré que le Boswellia Serrata a des propriétés anti-inflammatoires significatives et pourrait être utilisé dans le traitement de diverses maladies inflammatoires, y compris l'asthme.
Source : 2010, "Boswellia Serrata, a Potential Antiinflammatory Agent: An Overview", PMID 22457547

- Cette revue de 2006, "Les acides boswelliques dans les maladies inflammatoires chroniques", a exploré le potentiel des acides boswelliques, les composés actifs du Boswellia Serrata, pour le traitement de plusieurs maladies chroniques, dont l'asthme. Les acides boswelliques ont démontré des propriétés anti-inflammatoires qui pourraient aider à gérer les symptômes de l'asthme.
Source : 2006, "Boswellic acids in chronic inflammatory diseases", PMID 17024588

- Bien que cette étude de 2017, "L'extrait de résine de Boswellia Serrata atténue la tumorigenèse du côlon induite par l'azoxyméthane / le sulfate de sodium de dextran", ne se concentre pas spécifiquement sur l'asthme, elle a mis en évidence les puissantes propriétés anti-inflammatoires du Boswellia Serrata qui pourraient être bénéfiques dans le traitement de l'asthme.
Source : 2017, "Boswellia Serrata Resin Extract Alleviates Azoxymethane (AOM)/Dextran Sodium Sulfate (DSS)-Induced Colon Tumorigenesis", PMID 28245338

Ces études suggèrent que le Boswellia Serrata a le potentiel d'être un traitement efficace pour l'asthme, grâce à ses propriétés anti-inflammatoires.

Maladies inflammatoires de l'intestin

Quelques études suggèrent que le Boswellia pourrait être bénéfique pour les personnes atteintes de maladies inflammatoires de l'intestin, comme la colite ulcéreuse et la maladie de Crohn. Il semble pouvoir réduire l'inflammation dans le tractus gastro-intestinal. Voici un résumé de cinq de ces études :

- Dans cette étude de 2007, "Extrait de Boswellia serrata pour le traitement de la colite collagène. Un essai multicentrique en double aveugle, randomisé, contrôlé par placebo", les participants atteints de colite collagène ont montré une amélioration significative des symptômes après avoir reçu un extrait de Boswellia Serrata pendant 6 semaines, comparativement à ceux qui ont reçu un placebo.
Source : 2007, "Boswellia serrata extract for the treatment of collagenous colitis. A double-blind, randomized, placebo-controlled, multicenter trial", PMID 17764013

- Cette étude de 2001, "Thérapie de la maladie de Crohn active avec l'extrait de Boswellia serrata H 15.", a montré que le Boswellia Serrata était aussi efficace que le médicament de référence, la mésalazine, dans le traitement de la maladie de Crohn active.
Source : 2001, "Therapy of active Crohn disease with Boswellia serrata extract H 15", PMID 11215357

- Dans cette étude de 2011, "Un essai randomisé, en double aveugle et contrôlé par placebo de Boswellia serrata dans le maintien de la rémission de la maladie de

Crohn : l'étude de l'Andhra Pradesh", le Boswellia Serrata s'est avéré efficace pour maintenir la rémission de la maladie de Crohn, comparativement à un placebo.
Source : 2011, "A randomised, double-blind, placebo-controlled trial of Boswellia serrata in maintaining remission of Crohn's disease: the Andhra Pradesh study", PMID 20848527

- Bien que cette revue de 2014, "Thérapies orales à base de plantes pour le traitement de l'arthrose.", se concentre principalement sur l'arthrose, elle note que le Boswellia Serrata a montré des effets bénéfiques dans le traitement des MII, en raison de ses propriétés anti-inflammatoires.
Source : 2014, "Oral herbal therapies for treating osteoarthritis", PMID 24848732

- Cette revue de 2011, "Boswellia serrata : une évaluation globale des données in vitro, précliniques, pharmacocinétiques et cliniques", a conclu que le Boswellia Serrata pourrait être efficace pour traiter plusieurs maladies inflammatoires, y compris les MII.
Source : 2011, "Boswellia serrata: an overall assessment of in vitro, preclinical, pharmacokinetic and clinical data", PMID 21553931

Ces études montrent que le Boswellia Serrata pourrait avoir un potentiel thérapeutique dans le traitement des MII.

Santé du cerveau

Des recherches suggèrent que le Boswellia peut aider à protéger les cellules cérébrales contre les dommages et à améliorer les fonctions cognitives. Cela signifie qu'il peut aider à améliorer votre humeur, à favoriser un meilleur sommeil et à réduire votre risque de développer la maladie d'Alzheimer et d'autres maladies liées à une mauvaise fonction cognitive. Des études ont également montré que Shallaki peut avoir un effet anti-amnésique, ce qui signifie qu'il peut vous aider à vous souvenir des choses et même à stimuler votre mémoire. Voici un résumé de cinq de ces études :

- Cette étude de 2011, "Boswellia serrata agit sur l'œdème cérébral chez les patients irradiés pour des tumeurs cérébrales : un essai pilote prospectif, randomisé, contrôlé par placebo, en double aveugle", a révélé que le Boswellia Serrata peut réduire l'œdème cérébral chez les patients atteints de tumeurs cérébrales et traités par radiothérapie.
Source : 2011, "Boswellia serrata acts on cerebral edema in patients irradiated for brain tumors: a prospective, randomized, placebo-controlled, double-blind pilot trial", PMID 21287538

- Cette étude de 2014 a montré que l'acide boswellique, un composant du Boswellia Serrata, peut aider à protéger le cerveau après un accident vasculaire cérébral (AVC).
Source : 2014, "Neuroprotective Effects of Boswellic Acids in Experimental Stroke Model in Rats."

- Cette revue Japonaise de 2019, "Encens, espèces de Boswellia : de la sélection des applications traditionnelles à la nouvelle phytothérapie pour la prévention et le traitement des maladies graves", a noté que le Boswellia Serrata a montré des effets neuroprotecteurs dans diverses conditions, y compris les lésions cérébrales traumatiques et la maladie d'Alzheimer.
Source : 2019, "Frankincense, Boswellia Species : From the Selection of Traditional Applications to the Novel Phytotherapy for the Prevention and Treatment of Serious Diseases"

- Bien que cette étude de 2017, "L'extrait de résine de Boswellia serrata atténue la tumorigenèse du côlon induite par l'azoxyméthane/dextrane sulfate de sodium", se concentre principalement sur le cancer du côlon, elle note également que le Boswellia Serrata a montré des effets anti-inflammatoires qui pourraient être bénéfiques pour la santé du cerveau.
Source : 2017, "Boswellia serrata Resin Extract Alleviates Azoxymethane (AOM)/Dextran Sodium Sulfate (DSS)-Induced Colon Tumorigenesis", PMID 28245338

- Cette revue de 2016, "Les acides boswelliques et leur rôle dans les maladies inflammatoires chroniques", a suggéré que les acides boswelliques, des composants du Boswellia Serrata, peuvent avoir des effets anti-inflammatoires et immunomodulateurs qui pourraient être bénéfiques pour la santé du cerveau.
Source : 2016, "Boswellic acids and their role in chronic inflammatory diseases", PMID 27671822

Ces études suggèrent que le Boswellia Serrata peut avoir des effets bénéfiques sur la santé du cerveau, en particulier en ce qui concerne la réduction de l'inflammation et la protection des cellules nerveuses.

Perte de poids

La recherche sur le Shallaki et son potentiel pour la perte de poids est encore limitée. Cependant, certains des mécanismes d'action de cette plante sont liés à des processus corporels qui influencent le poids corporel. Par exemple, ses effets anti-inflammatoires pourraient jouer un rôle dans le contrôle du poids, étant donné que l'inflammation chronique est souvent associée à l'obésité et à la difficulté à perdre du poids.

Une étude a révélé que les acides boswelliques, les principaux composants actifs du Boswellia serrata, peuvent réduire l'inflammation, un facteur clé dans le développement de l'obésité (Pandey et al., 2005). Dans une autre étude, ces acides ont été montrés pour inhiber la lipogenèse (la production de graisse) dans le foie, ce qui suggère qu'ils pourraient jouer un rôle dans la prévention du gain de poids et de l'obésité (Si et al., 2011).

Une autre étude a examiné les effets de l'acide acétylé boswellique, un type d'acide boswellique, sur des souris obèses. L'étude a constaté que les souris traitées avec cet acide avaient une réduction significative de leur poids corporel et de leur graisse corporelle par rapport aux souris non traitées (Raja et al., 2011).

En outre, certaines recherches ont suggéré que le Boswellia serrata peut améliorer le contrôle glycémique, ce qui pourrait également aider à contrôler le poids. Une étude a révélé que les acides boswelliques pourraient aider à réguler le métabolisme du glucose et à améliorer la résistance à l'insuline, deux facteurs clés dans le contrôle du poids et l'obésité (Raja et al., 2011).

Meilleur sommeil

Le Shallaki est traditionnellement utilisé dans la médecine ayurvédique pour diverses conditions, y compris le stress et l'insomnie. Il est connu que le Boswellia serrata a des propriétés anti-inflammatoires et antispasmodiques, ce qui pourrait théoriquement aider à améliorer la qualité du sommeil, en particulier chez les personnes souffrant de conditions caractérisées par l'inflammation ou les spasmes, comme l'arthrite ou l'asthme.

- Par exemple, une étude a révélé que l'extrait de Boswellia serrata peut réduire les spasmes bronchiques chez les personnes atteintes d'asthme, ce qui pourrait aider à améliorer la qualité du sommeil chez ces personnes (Gupta et al., 1998).

- Une autre étude a montré que le Boswellia serrata peut aider à réduire l'inflammation et la douleur chez les personnes souffrant d'arthrite (Sengupta et al., 2008), ce qui pourrait également contribuer à améliorer la qualité du sommeil.

Humeur améliorée

La recherche sur les effets du Shallaki sur l'humeur et la dépression suggère que certains mécanismes de cette plante pourraient avoir un potentiel en ce sens.

- **Effets anti-inflammatoires :** Plusieurs études suggèrent qu'il existe une corrélation entre l'inflammation et la dépression. Les personnes souffrant de dépression ont souvent des niveaux plus élevés de marqueurs inflammatoires dans le corps. Les acides boswelliques présents dans le Boswellia serrata sont connus pour leurs propriétés anti-inflammatoires puissantes (Ammon, 2010), ce qui pourrait théoriquement contribuer à réduire l'inflammation liée à la dépression.

- **Effets neuroprotecteurs :** Certaines recherches indiquent que le Boswellia serrata peut avoir des effets neuroprotecteurs. Une étude a montré que le Boswellia serrata peut protéger les neurones contre les lésions oxydatives (Hosseini et al., 2010), ce qui pourrait avoir des implications pour la santé mentale, étant donné que le stress oxydatif a été lié à la dépression.

- **Modulation du système sérotoninergique :** Un autre mécanisme par lequel le Boswellia serrata pourrait affecter l'humeur est par la modulation du système sérotoninergique, qui joue un rôle crucial dans la régulation de l'humeur. Une étude sur des souris a révélé que le Boswellia serrata peut augmenter les niveaux de sérotonine dans le cerveau (Moussaieff et al., 2008), ce qui pourrait avoir un effet antidépresseur.

Enfin, il a été démontré que Shallaki a des effets réducteurs de stress. Cela signifie qu'il peut aider à réduire le stress et peut également avoir des effets antidépresseurs. Des études ont montré que Shallaki peut avoir à la fois des effets réducteurs de stress et anti-anxiété. Cela en fait un excellent choix pour ceux qui recherchent un moyen naturel de réduire le stress et l'anxiété.

Boswellia serrata est largement reconnu pour ses propriétés anti-inflammatoires, ce qui peut aider à réduire la douleur associée à diverses conditions.
Voici quelques études qui ont examiné son potentiel dans le soulagement de la douleur :

- **Arthrose du genou** : Une étude randomisée et contrôlée par placebo publiée dans "Phytomedicine" en 2003 a révélé que Boswellia serrata a significativement réduit la douleur et amélioré les capacités physiques chez les patients souffrant d'arthrose du genou (Kimmatkar et al., 2003).
- **Arthrite rhumatoïde** : Une étude publiée dans "Clinical Rheumatology" en 2018 a montré que l'ajout de Boswellia serrata à la routine standard de soins pour les patients atteints d'arthrite rhumatoïde réduit davantage les douleurs articulaires (Lalithakumari et al., 2018).
- **Colite ulcéreuse** : Une étude publiée dans l'"European Journal of Medical Research" en 2001 a démontré que Boswellia serrata a aidé à réduire la douleur et d'autres symptômes chez les patients atteints

de colite ulcéreuse, une maladie inflammatoire de l'intestin (Gupta et al., 2001).

- **Asthme** : Une étude publiée dans "The Journal of Asthma" en 1998 a trouvé que Boswellia serrata a réduit les symptômes d'asthme, y compris la douleur thoracique, chez les participants de l'étude (Gupta et al., 1998).

- **Douleur cancéreuse** : Une étude sur des rats publiée dans le "European Journal of Pain" en 2014 a démontré que Boswellia serrata pourrait potentiellement réduire la douleur cancéreuse (Yuan et al., 2014).

1. Céline, 62 ans, Retraitée : "Souffrant d'arthrite, j'ai commencé à prendre du Shallaki sur recommandation de mon médecin ayurvédique. Je suis impressionnée par la manière dont il a amélioré ma mobilité et réduit mes douleurs articulaires."

2. Pierre, 45 ans, Coureur de fond : "Le Shallaki a été une révélation pour moi. Il a significativement diminué les inflammations et douleurs liées à mes longues séances de course."

3. Martine, 38 ans, Professeur de yoga : "Le Shallaki a grandement amélioré ma souplesse et réduit les douleurs musculaires. Cela a eu un impact positif sur ma pratique du yoga."

4. Lucas, 57 ans, Avocat : "J'ai intégré le Shallaki dans ma routine pour gérer le stress et l'anxiété. Il m'aide à rester concentré et serein, même dans les moments les plus tendus."

5. Elodie, 50 ans, Graphiste : "Ayant des problèmes de peau chroniques, le Shallaki m'a aidé à réduire les inflammations et à améliorer la qualité de ma peau."

6. Maxime, 43 ans, Entrepreneur : "Souffrant de troubles digestifs, le Shallaki a contribué à apaiser mon système digestif. Je me sens plus à l'aise après les repas."

7. Nathalie, 48 ans, Infirmière : "Le Shallaki a boosté mon système immunitaire. Depuis que je le prends, j'ai remarqué que je tombe moins souvent malade."

8. Olivier, 37 ans, Ingénieur : "Avec le rythme stressant de mon travail, le Shallaki m'a aidé à gérer mes niveaux de stress et à me sentir plus détendu."

9. Isabelle, 55 ans, Thérapeute : "Grâce au Shallaki, j'ai remarqué une amélioration de ma concentration et de ma clarté mentale, ce qui est essentiel dans mon métier."

10. Antoine, 60 ans, Écrivain : "Le Shallaki m'a aidé à gérer mes douleurs au dos. Je peux maintenant rester assis plus longtemps pour écrire sans ressentir d'inconfort."

Le Shallaki, ou Boswellia Serrata, est une plante ayurvédique couramment utilisée sous forme de supplément. Il est généralement pris pour ses propriétés anti-inflammatoires et est utilisé dans le traitement de diverses affections telles que l'arthrite, l'asthme, et les maladies inflammatoires de l'intestin.

Le dosage de Shallaki dépend de plusieurs facteurs, y compris l'état de santé spécifique que vous cherchez à traiter, votre âge, votre poids, et d'autres conditions médicales que vous pourriez avoir. Toutefois, voici quelques recommandations générales :

Forme : Le Shallaki est généralement disponible sous forme de capsule, de comprimé ou de poudre. Les capsules ou comprimés sont généralement plus faciles à doser et peuvent être préférables si vous n'aimez pas le goût de la poudre.

Dosage : En général, la dose recommandée de Shallaki varie de 300 à 500 mg par jour, répartis en 2 ou 3 doses. Toutefois, certaines études ont utilisé des doses plus élevées pour des conditions spécifiques, allant jusqu'à 1 200 mg par jour.

Quand le prendre : Shallaki peut être pris à tout moment de la journée, mais il est généralement recommandé de le prendre avec les repas pour faciliter son absorption.

Durée du traitement : Selon la condition que vous cherchez à traiter, vous pouvez avoir besoin de prendre Shallaki pendant plusieurs semaines ou plusieurs mois pour voir des résultats. Certaines études ont montré des améliorations significatives après 6 à 8 semaines de traitement.

D'après le site de SANUSq Botanique :
Soutient la santé des os et des articulations
Pays d'origine : Inde

(Consultez nos promotions en cours avant d'acheter)

Contient : (par gélule) 350 mg de Shallaki de culture biologique en gélules végétales

Posologie quotidienne suggérée : 3 gélules par jour avec de la nourriture et de l'eau pendant au moins 3 mois ou selon les conseils de votre professionnel de santé. Offre groupée disponible

Stockage et utilisation : A réfrigérer après ouverture. A utiliser dans les 60 jours. Gardez bien scellé.

Description du produit

- 1050 mg de Shallaki (Boswellia Serata) par portion
- 90 gélules végétales par flacon
- Sans OGM, 100% biologique et sans pesticides
- Sans additifs ni ingrédients synthétiques
- Bouteille en verre à bouchon vissé
- Puissantes propriétés anti-inflammatoires

Dans l'Ayurveda, plusieurs plantes sont souvent utilisées en combinaison pour obtenir un effet synergique et améliorer le bien-être général. Les 7 plantes étudiéez dans ce livre, Shallaki, Gokshura, Shatavari, Bhumyamalaki, Giloy, Brahmi, et Ashwagandha, sont toutes des composants importants de l'Ayurveda, mais elles ne sont pas toujours utilisées ensemble en raison de leurs propriétés spécifiques et des conditions qu'elles ciblent.

Voici des exemples de comment certaines de ces plantes pourraient être utilisées ensemble dans la pratique ayurvédique traditionnelle :

- **Shallaki et Gokshura :** Ces deux plantes sont souvent utilisées ensemble pour traiter les conditions qui causent des douleurs articulaires, comme l'arthrite. Le Shallaki a des propriétés anti-inflammatoires, tandis que le Gokshura est utilisé pour sa capacité à apaiser le système urinaire et peut contribuer à réduire les douleurs articulaires associées à l'accumulation de toxines dans le corps.

- **Shallaki et Giloy :** Ces deux plantes peuvent être utilisées ensemble pour soutenir le système immunitaire et combattre l'inflammation. Shallaki est connu pour ses propriétés anti-inflammatoires, tandis que Giloy est utilisé pour son effet immuno-modulateur.

- **Brahmi et Ashwagandha :** Ces deux herbes sont souvent utilisées ensemble pour soutenir la santé mentale. Le Brahmi est connu pour ses propriétés nootropiques, il améliore la mémoire et la concentration, tandis que l'Ashwagandha est un adaptogène qui aide le corps à gérer le stress. Ensemble, ils peuvent être utilisés pour soutenir la clarté mentale et l'équilibre émotionnel.

- **Brahmi et Gokshura** : Ces deux plantes peuvent être utilisées ensemble pour améliorer la santé mentale et physique. Brahmi est connu pour améliorer la mémoire et la fonction cognitive, tandis que Gokshura est utilisé pour améliorer la force et la performance physique.

- **Giloy et Bhumyamalaki** : Ces deux plantes sont souvent utilisées ensemble pour soutenir le système immunitaire. Le Giloy est un immunomodulateur, tandis que le Bhumyamalaki est utilisé pour ses propriétés protectrices du foie. Ensemble, ils peuvent aider à purifier le corps et à renforcer la résistance aux infections.

- **Shatavari, Ashwagandha, et Brahmi** : Ces herbes peuvent être utilisées ensemble pour soutenir l'équilibre hormonal et la santé féminine. Le Shatavari est une herbe réputée pour soutenir la santé reproductive féminine, tandis que l'Ashwagandha et le Brahmi peuvent aider à gérer le stress et l'équilibre émotionnel.

- **Shatavari et Ashwagandha** : Ces deux plantes peuvent être utilisées ensemble pour soutenir la santé féminine et l'équilibre hormonal. Shatavari est souvent utilisé pour soutenir la santé reproductive féminine, tandis que Ashwagandha peut aider à réguler le stress et à équilibrer les hormones.

- **Ashwagandha et Gokshura** : Ces deux plantes peuvent être utilisées ensemble pour soutenir la libido et la vitalité sexuelle. Ashwagandha est souvent utilisé pour son effet adaptogène et pour stimuler la libido, tandis que Gokshura est connu pour améliorer la santé reproductive et la libido.

- Bhumyamalaki et Shatavari : Ces deux plantes peuvent être utilisées ensemble pour favoriser la digestion et soutenir la santé du foie. Bhumyamalaki est connu pour ses propriétés détoxifiantes, tandis que Shatavari est souvent utilisé pour aider à améliorer la digestion.

Il est important de noter que l'utilisation de ces combinaisons doit être discutée avec un praticien de l'Ayurveda, car chaque individu peut avoir des besoins uniques en fonction de sa constitution (dosha), de son état de santé actuel et de ses antécédents médicaux.

Formules ayurvédiques traditionnelles.

La médecine ayurvédique est basée sur l'idée de créer un équilibre dans les systèmes corporels grâce à une alimentation saine, l'exercice, le yoga et la méditation, et l'utilisation de plantes spécifiques pour le traitement et la prévention des maladies.
L'usage de combinaisons d'herbes, appelées formules, est courant dans l'Ayurveda, et chaque formule est conçue pour cibler un aspect spécifique de la santé ou du bien-être. Cependant, il est important de noter qu'il n'existe pas de "recette" spécifique pour utiliser ces sept herbes (Shallaki, Gokshura, Shatavari, Bhumyamalaki, Giloy, Brahmi, Ashwagandha) ensemble.

Les formules sont généralement conçues sur la base des besoins spécifiques d'un individu, de ses déséquilibres (doshas), et de l'objectif de santé ou de bien-être spécifique que l'on cherche à atteindre. Cela dit, voici quelques exemples hypothétiques de formules que l'on pourrait créer en utilisant différentes combinaisons de ces herbes :

- Formule pour la **santé articulaire :** Shallaki + Gokshura + Ashwagandha.

- Formule pour la **santé du système nerveux** : Brahmi + Ashwagandha.

- Formule pour la **santé reproductive féminine** : Shatavari + Ashwagandha.

- Formule pour la **santé du foie** : Bhumyamalaki + Gokshura.

- Formule pour le **soutien immunitaire** : Giloy + Ashwagandha.

- Formule pour la **gestion du stress** : Brahmi + Ashwagandha.

- Formule pour le **soutien cognitif** : Brahmi + Ashwagandha + Gokshura.

- Formule pour la **gestion de l'inflammation** : Shallaki + Giloy.

- Formule pour le **soutien urinaire** : Gokshura + Shatavari.

- Formule pour la **santé cardiaque** : Brahmi + Ashwagandha.

Conclusion

Pour intégrer ces suppléments ayurvédiques dans un mode de vie sain nécessite une approche réfléchie et consciente qui prend en compte votre santé globale, vos besoins individuels et votre routine quotidienne. Voici quelques suggestions :

- **Comprendre vos besoins de santé uniques** : Chaque personne a des besoins de santé spécifiques en fonction de facteurs tels que l'âge, le sexe, le mode de vie, l'état de santé général et les objectifs de santé. Un praticien en médecine ayurvédique peut vous aider à comprendre votre constitution unique (dosha) et à identifier les suppléments qui pourraient vous être bénéfiques.
- **Créer une routine quotidienne** : En Ayurveda, avoir une routine quotidienne ou Dinacharya est considéré comme bénéfique pour la santé. Cette routine peut inclure des moments spécifiques pour prendre des suppléments, faire de l'exercice, manger, méditer et dormir.
- **Associer les suppléments à une alimentation saine** : Les suppléments doivent être considérés comme un complément à une alimentation saine, et non comme un substitut. Consommez une variété d'aliments entiers, frais et nutritifs, et limitez les aliments transformés et riches en sucre.
- **Pratiquer une activité physique régulière** : L'exercice régulier est un élément clé d'un mode de vie sain. Choisissez une activité que vous appréciez, que ce soit le yoga, la marche, la course, le vélo ou autre.
- **Méditation et gestion du stress** : La méditation et d'autres techniques de gestion du stress sont un élément important de la philosophie ayurvédique. Pratiquer régulièrement la méditation ou d'autres techniques de relaxation peut améliorer votre bien-être général et augmenter l'efficacité des suppléments.

- **Respecter les dosages recommandés :** Chaque supplément a un dosage recommandé qui ne doit pas être dépassé sans l'avis d'un professionnel de la santé. Assurez-vous de respecter ces recommandations pour éviter les effets secondaires ou les interactions.
- **Consulter un professionnel de la santé qualifié :** Avant de commencer à prendre un nouveau supplément, il est important de consulter un professionnel de la santé. Ils peuvent vous aider à déterminer quels suppléments sont appropriés pour vous, comment les prendre en toute sécurité, et surveiller les effets secondaires ou les interactions.
- **Écoutez votre corps :** Enfin, l'aspect le plus important de l'intégration des suppléments dans un mode de vie sain est d'écouter votre corps. Chaque personne réagit différemment aux suppléments. Soyez attentif à la façon dont vous vous sentez et ajustez votre routine si nécessaire.

Dans l'ensemble, l'objectif est d'intégrer ces suppléments dans une routine quotidienne qui favorise l'équilibre, le bien-être et la santé globale.

Et voilà, chères lectrices et chers lecteurs, nous sommes parvenus à la fin de notre voyage à travers les merveilles de l'Ayurveda, explorant les trésors que nous offrent ces 7 herbes médicinales, Shallaki, Gokshura, Shatavari, Bhumyamalaki, Giloy, Brahmi et Ashwagandha.
Ces sept joyaux verts de la nature sont imprégnés de potentiel, attendant patiemment que nous découvrions leurs secrets pour une santé optimale.
Le pouvoir de ces plantes va au-delà de la simple théorie. Des milliers d'années d'histoire et d'usage traditionnel ainsi que des recherches scientifiques modernes appuient leurs avantages. Que ce soit pour améliorer la mémoire avec Brahmi, réduire le stress avec Ashwagandha, ou apaiser les inflammations avec Shallaki, ces plantes

peuvent être les clés qui déverrouillent une vie de vitalité et de bien-être.

L'Ayurveda nous enseigne que la santé est bien plus qu'une absence de maladie. C'est un état d'équilibre, où le corps, l'esprit et l'âme vivent en harmonie avec la nature. En intégrant ces herbes dans notre vie, nous n'invitons pas seulement leurs avantages spécifiques, mais aussi une philosophie qui nous apprend à respecter et à écouter notre corps, à manger en conscience, à nous déplacer avec joie, et à accorder la priorité à la paix de l'esprit.

Si vous vous sentez appelé(e) par cette sagesse ancienne, je vous encourage à faire le premier pas. Essayez l'une de ces herbes, ou peut-être un mélange de quelques-unes, en suivant les principes de prudence et de discernement que nous avons discutés. Consultez un praticien ayurvédique ou un professionnel de santé compétent et découvrez quelles sont les herbes qui conviennent le mieux à votre constitution unique.

Ensemble, nous pouvons renouer avec la nature, découvrir les dons que ces plantes ont à offrir, et accéder à une meilleure santé, une meilleure clarté, et un sens accru du bien-être. N'oubliez pas, votre parcours vers le bien-être ne concerne pas seulement vous, mais aussi ceux qui vous entourent. À chaque pas que vous faites vers une meilleure santé, vous créez un effet d'ondulation, inspirant les autres à faire de même.

Alors, que dites-vous ? Êtes-vous prêt(e) à ouvrir la porte à la possibilité d'une santé améliorée, à un bien-être plus grand, et à une vie plus équilibrée ? Votre voyage commence ici, embrassez l'aventure, accueillez ces sept joyaux de l'Ayurveda dans votre vie, et voyez par vous-même la transformation qui est possible.

En avant, vers une vie plus saine, plus heureuse et plus équilibrée !

Guide pratique de guérison avec l'Ayurvéda

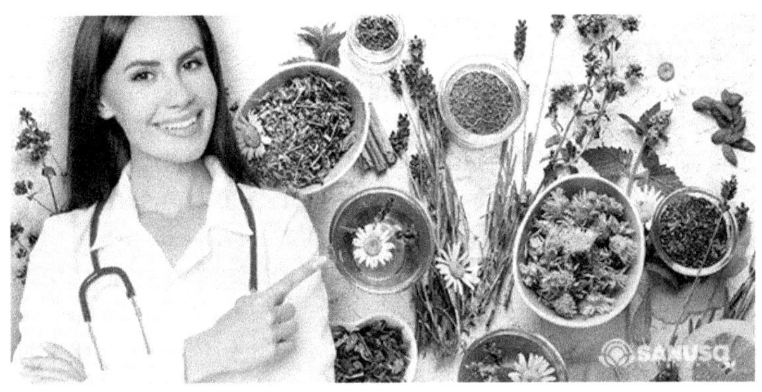

Droits d'auteur pour le texte : David Giquello, juin 2023

Les images sont libres de droits provenant de Pixabay , ou offertes par Sanus-q

L'Ayurveda, souvent appelée la « science de la vie », est un système complet de médecine qui a vu le jour en Inde il y a plus de 5 000 ans. Le mot « Ayurveda » est dérivé du sanskrit, où « Ayur » signifie la vie et « Veda » signifie la connaissance ou la science. Par conséquent, l'Ayurveda se traduit par la « science de la vie ». La philosophie centrale de l'Ayurveda s'articule autour du concept selon lequel la santé et le bien-être dépendent d'un équilibre délicat entre l'esprit, le corps et l'âme. Elle offre une approche holistique de la santé, mettant l'accent sur les mesures préventives ainsi que sur les stratégies thérapeutiques pour maintenir et rétablir cet équilibre. (L'âme représente ici la dimension spirituelle et divine de l'être ainsi que sa partie bioénergétique)

Origines et histoire de l'ayurvéda

Les racines de l'Ayurveda remontent à la période védique en Inde, vers 5000 à 3000 avant JC, ce qui en fait l'un des plus anciens systèmes de guérison holistiques au monde. Le Rigveda et l'Atharvaveda, deux des écritures indiennes les plus anciennes et les plus vénérées, mentionnent plusieurs concepts ayurvédiques liés à la santé, aux maladies et aux plantes médicinales.

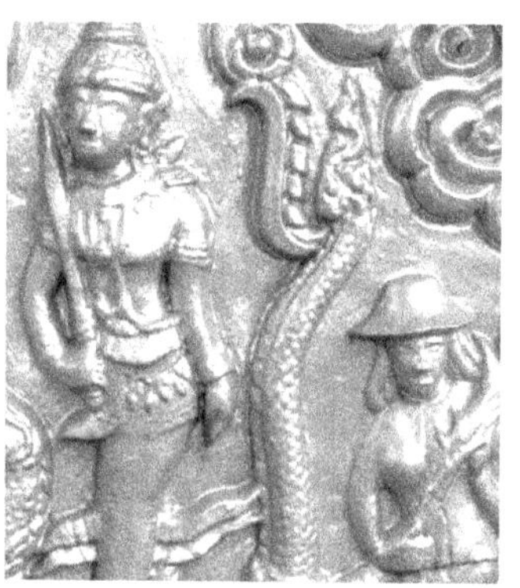

Les applications pratiques et les philosophies de l'Ayurveda ont été systématiquement compilées par de grands érudits anciens comme Charaka et Sushruta, qui sont considérés comme les pères de l'Ayurveda. Leurs œuvres, "Charaka Samhita" et "Sushruta Samhita", écrites entre 1200 et 800 avant notre ère, servent de textes fondateurs de l'Ayurveda. Ils couvrent divers aspects de la santé et de la maladie, y compris des descriptions détaillées de diverses conditions médicales, des techniques chirurgicales et des recommandations sur le mode de vie.

La connaissance de l'Ayurveda s'est propagée à travers l'Asie et le Moyen-Orient par le biais d'échanges commerciaux et culturels. Elle a influencé le développement de la médecine traditionnelle chinoise et de la médecine islamique.

Au début du 19e siècle, pendant la domination coloniale britannique, l'Ayurveda a connu un déclin à mesure que la médecine occidentale était promue. Cependant, elle n'a jamais complètement disparu et a connu une résurgence significative à la fin du XXe et au début du XXIe siècle, tant à l'intérieur qu'à l'extérieur de l'Inde.

Aujourd'hui, l'Ayurveda continue de faire partie intégrante du système de santé indien et est reconnue par l'Organisation mondiale de la santé comme une médecine traditionnelle. Elle a également acquis une popularité mondiale en raison de son approche naturelle et holistique de la santé et du bien-être.

Le système de médecine ayurvédique fonctionne sur certains principes et philosophies fondamentaux. Voici un aperçu de certains d'entre eux :

1. Approche holistique

L'Ayurveda adopte une approche holistique de la santé et de la guérison. Elle considère l'individu comme un tout, comprenant des aspects physiques, émotionnels, psychologiques et spirituels qui sont interconnectés. L'Ayurveda ne se concentre pas uniquement sur le traitement des symptômes d'une maladie, mais vise à traiter la cause profonde, en équilibrant tous les aspects d'un individu.

2. Les panchas mahabhutas

Selon l'Ayurveda, l'univers et tout ce qu'il contient, y compris les êtres humains, sont constitués de cinq éléments fondamentaux, appelés Pancha Mahabhutas. Ceux-ci inclus :

- Akasha (Espace)
- Vayu (Air)
- Agni (Feu)
- Jala (Eau)
- Prithvi (Terre)

Ces éléments ne sont pas compris dans leur sens littéral mais comme des représentations symboliques d'attributs physiques.

3. La théorie Tridosha

La théorie Tridosha est l'un des principes fondamentaux de l'Ayurveda. Les trois Doshas - Vata (air et espace), Pitta (feu et eau) et Kapha (terre et eau) - sont des entités physiologiques qui régissent divers processus dans le corps. Chacun a un équilibre unique entre les trois Doshas, qui s'appelle leur Prakriti ou type constitutionnel. Les déséquilibres dans ces Doshas peuvent entraîner des maladies. Par conséquent, le traitement ayurvédique implique souvent de rétablir l'équilibre des Doshas par le biais d'un régime alimentaire, de changements de mode de vie, d'herbes et de procédures thérapeutiques.

4. Le concept d'Agni (feu digestif)

Dans l'Ayurveda, Agni fait référence à l'énergie métabolique responsable de la digestion, de l'absorption et de l'assimilation des aliments. Un Agni équilibré conduit à une bonne santé, tandis que des déséquilibres peuvent entraîner une accumulation de toxines ou d'Ama, entraînant des maladies.

5. Mieux vaut prévenir que guérir

Les soins de santé préventifs sont une philosophie clé de l'Ayurveda. Elle met l'accent sur l'importance des routines quotidiennes (Dinacharya), des routines saisonnières (Ritucharya), d'une bonne alimentation et de pratiques de vie positives pour maintenir la santé et prévenir les maladies.

6. Connexion esprit-corps-âme

L'Ayurveda souligne le lien profond entre l'esprit, le corps et l'âme. Elle enseigne que la santé physique ne peut être atteinte sans bien-être mental et émotionnel, et vice versa. Par conséquent, des techniques telles que la méditation, le yoga et le pranayama (exercices de respiration) font partie intégrante de la pratique ayurvédique.

7. La santé comme équilibre

Dans l'Ayurveda, la santé n'est pas simplement l'absence de maladie, mais un état d'équilibre des Doshas, Agni, des tissus (Dhatus), l'élimination normale des déchets (Malas) et l'état heureux de l'âme, des sens et de l'esprit.

La perspective ayurvédique considère la santé et le bien-être comme une interaction harmonieuse entre l'esprit, le corps et l'âme. Ce concept va au-delà de la santé physique, considérant le bien-être émotionnel, mental et spirituel comme tout aussi important pour la santé globale.

1. Connexion esprit-corps : L'Ayurveda soutient que l'esprit et le corps sont inextricablement liés, chacun ayant le pouvoir d'influencer l'autre. L'état d'esprit impacte directement les fonctions physiologiques, et inversement, la santé physique peut influencer le bien-être mental. Par exemple, le stress chronique (un facteur mental) peut entraîner des déséquilibres physiologiques tels que l'hypertension artérielle ou des problèmes digestifs, tandis que la douleur chronique (un facteur physique) peut entraîner des troubles mentaux comme l'anxiété ou la dépression.

2. Le rôle de la conscience : Dans l'Ayurveda, la conscience ou l'âme est la base fondamentale de l'esprit et du corps. Elle est considérée comme la force motrice derrière tous les processus physiologiques et psychologiques. Cette compréhension conduit à mettre l'accent sur les pratiques spirituelles telles que la méditation et la pleine conscience, qui sont considérées comme vitales pour équilibrer l'esprit et le corps.

3. Prana - La force vitale : L'Ayurveda parle de Prana, la force vitale qui relie le corps et l'esprit. Cela s'apparente au concept de « Qi » dans la médecine traditionnelle chinoise, et de la bioénergie dans la science moderne. Une circulation saine de Prana assure une forte connexion corps-esprit et une santé globale.

4. Influence des Tridoshas : Les Tridoshas - Vata, Pitta, Kapha - jouent également un rôle important dans la santé corps-esprit. Chaque Dosha régit des fonctions physiques et mentales spécifiques. Par exemple, Vata, qui représente l'air et l'espace, influence le mouvement, la créativité et l'activité du système nerveux. Pitta, représentant le feu et l'eau, régit la digestion, le métabolisme et l'intelligence. Kapha, représentant l'eau et la terre, influence la structure, la stabilité et les émotions comme l'amour et la compassion.

5. Sattva, Rajas et Tamas : Ce sont les trois Gunas ou qualités de l'esprit dans l'Ayurveda. Sattva représente la pureté, la connaissance et l'harmonie. Rajas représente l'action, le changement et la turbulence. Tamas représente l'inertie, l'obscurité et l'ignorance. L'Ayurveda s'efforce d'améliorer Sattva pour la clarté mentale et la paix.

6. Importance d'un mode de vie équilibré : L'Ayurveda encourage un mode de vie équilibré, y compris une alimentation nutritive, une activité physique adéquate, un repos suffisant et des interactions sociales positives, pour soutenir la santé corps-esprit. Des pratiques comme Dinacharya (routine quotidienne) et Ritucharya (routine saisonnière) sont recommandées pour aligner le rythme du corps sur le rythme de la nature, ce qui favorise la santé physique et le bien-être mental.

7. Amas mentales : Tout comme les toxines physiques, l'Ayurveda reconnaît les toxines mentales, appelées « Amas mentales ». Ce sont des émotions négatives, du stress et des expériences non résolues qui peuvent perturber l'équilibre mental et entraîner des déséquilibres physiques au fil du temps.

8. Utilisation du yoga et de la méditation : Le yoga et la méditation sont considérés comme des outils pratiques pour renforcer la connexion corps-esprit. Le yoga aide à maintenir la santé physique, la flexibilité et le flux de bioénergie, tandis que la méditation aide à la clarté mentale, à l'équilibre émotionnel et à la croissance spirituelle.

Comprendre le concept corps-âme dans l'Ayurveda conduit à une approche plus holistique de la santé, traitant les individus comme des êtres entiers plutôt que comme une collection de parties.

L'Ayurveda, l'un des systèmes de médecine les plus anciens au monde, reste profondément pertinente à l'époque moderne pour plusieurs raisons :

1. Accent mis sur les soins de santé préventifs : à une époque où les maladies chroniques comme le diabète, les maladies cardiaques et le cancer sont en augmentation, l'accent mis par l'Ayurveda sur les soins de santé préventifs est inestimable. Son accent sur les routines quotidiennes et saisonnières, l'alimentation équilibrée et la modification du mode de vie pour la prévention des maladies s'aligne bien sur la compréhension moderne de l'importance des soins de santé préventifs.

2. Approche holistique : La médecine moderne compartimente souvent la santé, traitant les symptômes physiques sans tenir compte des facteurs émotionnels ou psychologiques qui peuvent contribuer à la maladie. En revanche, l'approche holistique de la santé de l'Ayurveda et l'accent mis sur la connexion esprit-corps-âme fournissent un cadre complet pour comprendre et traiter la maladie.

3. Gestion des maladies chroniques : Les maladies chroniques, telles que l'arthrite, l'asthme et les troubles digestifs, qui n'ont souvent pas de remède définitif en médecine conventionnelle, peuvent être gérées efficacement grâce à l'Ayurveda. Le traitement ayurvédique peut aider à réduire les symptômes, à améliorer la qualité de vie et à ralentir la progression des maladies.

4. Stress et santé mentale : Le monde moderne regorge de facteurs de stress qui peuvent entraîner divers problèmes de santé mentale, tels que l'anxiété et la dépression. L'Ayurveda propose une gamme de thérapies, y compris la méditation, le yoga et les traitements à base de plantes, qui peuvent aider à gérer le stress et à favoriser le bien-être mental.

5. Traitement personnalisé : L'Ayurveda reconnaît que chaque individu est unique, avec une constitution corporelle distincte ou Prakriti. Cette compréhension conduit à des plans de traitement personnalisés basés sur les caractéristiques, les préférences et les besoins individuels, ce qui est désormais également reconnu comme important dans la médecine moderne.

6. Thérapies naturelles : À mesure que les gens deviennent plus conscients des effets secondaires de certains produits pharmaceutiques, on s'intéresse de plus en plus aux traitements naturels et à base de plantes. L'utilisation par l'Ayurveda de plantes médicinales et de thérapies peut constituer une alternative précieuse ou un complément aux traitements conventionnels.

7. Durabilité : L'Ayurveda promeut une relation harmonieuse avec la nature, nous exhortant à comprendre et à nous adapter aux rythmes et cycles du monde naturel. Cette philosophie s'aligne sur les préoccupations modernes concernant la durabilité et l'environnement.

8. Maladies liées au mode de vie : Les maladies liées au mode de vie moderne, telles que l'obésité, les maladies cardiaques et le diabète de type 2, peuvent souvent être attribuées à des facteurs liés à l'alimentation et au mode de vie. Les conseils de l'Ayurveda sur l'alimentation, l'activité physique, le sommeil et les routines quotidiennes peuvent aider à traiter ces facteurs et à prévenir ou à gérer ces maladies.

En conclusion, la pertinence de l'Ayurveda dans les temps modernes se reflète dans son approche holistique et préventive de la santé, sa capacité à gérer les maladies chroniques, son accent sur le traitement personnalisé et son utilisation de thérapies naturelles. Bien qu'il s'agisse d'un ancien système de médecine, ses principes et pratiques s'alignent remarquablement bien sur de nombreuses tendances et compréhensions actuelles en matière de santé et de bien-être.

Explication des panchas mahabhutas

Dans l'Ayurveda, les Pancha Mahabhutas, ou les "cinq grands éléments", forment la base de toute réalité physique, y compris notre corps. Ces éléments - Espace, Air, Feu, Eau et Terre - ne doivent pas être interprétés littéralement, mais symboliquement, représentant différents états de la matière et de l'énergie. Chaque élément possède des caractéristiques uniques et est responsable de différentes fonctions corporelles.

1. Akasha (Espace): Le plus subtil des cinq éléments, l'Espace représente le vide ou la vacuité. Il fournit l'espace dans lequel tout le reste existe. Il est associé au sens du son et à l'organe de l'ouïe (les oreilles). Dans le corps humain, il se manifeste par les espaces creux en nous, comme notre estomac, nos intestins, nos vaisseaux sanguins et nos cellules. L'espace est nécessaire pour que les autres éléments interagissent et se déplacent. Il est également associé à l'ouverture, à l'expansion et à la créativité.

2. Vayu (Air) : Air signifie mouvement et changement. Il est lié au sens du toucher et de la peau. Physiologiquement, il représente tous les mouvements, y compris la respiration, la circulation et les impulsions nerveuses. Il régit également les pensées et les émotions, qui sont toujours en mouvement, comme l'élément air. Les attributs de l'élément air incluent la légèreté, la sécheresse, la mobilité et la subtilité.

3. Agni (Feu) : Le feu représente la transformation et le métabolisme. Il est lié au sens de la vue et aux yeux. Dans le corps, il représente notre feu digestif ou Agni, qui transforme les aliments en énergie. Il se manifeste également dans notre intellect, nous permettant de traiter et de comprendre les informations. Le feu est caractérisé par la chaleur, la netteté, la légèreté et l'intensité. Il est associé à la passion, l'enthousiasme et la motivation.

4. Jala (Eau): L'eau symbolise la liquidité, la cohésion et le flux. Elle est liée au sens du goût et à la langue. Dans notre corps, elle est présente dans tous les fluides corporels comme le sang, la lymphe, le mucus et la salive. Elle est également représentée dans nos émotions, car elles coulent et changent. Les caractéristiques de l'eau comprennent la fraîcheur, l'humidité, la lourdeur et la fluidité. Elle est associé à la compassion, à l'amour et à l'empathie.

5. Prithvi (Terre): Terre signifie solidité, stabilité et structure. Elle est liée à l'odorat et au nez. Dans notre corps, elle forme notre structure physique – les os, les tissus et les dents. Cela signifie également l'enracinement et la stabilité dans notre esprit. La Terre est caractérisée par la lourdeur, la solidité, la stabilité et la rigidité. Elle est associée à l'endurance, à la stabilité et à la fiabilité.

Comprendre ces cinq éléments est crucial car, selon l'Ayurveda, ils se combinent pour former les Doshas (Vata, Pitta, Kapha) qui régissent tous les processus physiques et mentaux de notre corps. Les déséquilibres entre ces éléments, et donc entre les Doshas, conduisent à une mauvaise santé, tandis que leur équilibre conduit à la santé et au bien-être.

Les Pancha Mahabhutas ou les "cinq grands éléments" - l'espace, l'air, le feu, l'eau et la terre - ont chacun des caractéristiques uniques et peuvent être vus se manifester dans les attributs physiques et physiologiques du corps humain.

1. Akasha (Espace) : L'espace est l'élément qui fournit tout l'espace nécessaire pour que les autres éléments fonctionnent et interagissent. Dans le corps, l'espace se reflète dans les zones creuses ou vides telles que les cavités de la bouche, les narines, le thorax, l'abdomen et les cellules. Il est également représenté par les espaces à l'intérieur des organes. À un niveau plus subtil, il représente le vide ou la vacuité dont nous faisons l'expérience dans la méditation ou le repos profond.

2. Vayu (Air): L'élément air est responsable de tous les mouvements, y compris l'expansion, la contraction et la suppression. Il est visible dans le corps par le mouvement de la respiration, la circulation sanguine, le mouvement des muscles et des tissus et les impulsions du système nerveux. L'air est également responsable du mouvement des pensées et des émotions dans notre esprit.

3. Agni (Feu) : Le feu, l'élément de la transformation et du métabolisme, est principalement observé dans le processus de digestion du corps. Il aide à la transformation des aliments en énergie. La température du corps et le fonctionnement des enzymes démontrent également l'élément feu. Au niveau mental, on le voit dans la transformation de l'information en connaissance, symbolisant le pouvoir intellectuel et la perception.

4. Jala (Eau) : L'eau est l'élément qui assure la cohésion et maintient la fluidité du corps. Elle est présente dans divers fluides corporels, tels que la salive, l'urine, le sang et la sueur. L'eau donne également au corps sa souplesse et sa flexibilité. Sur le plan mental, l'eau est associée à la fluidité des émotions.

5. Prithvi (Terre): La Terre est l'élément de solidité et de stabilité, qui donne au corps sa structure et sa forme. Elle est présente dans les structures solides du corps telles que les os, les dents, la chair et les cheveux. Sur le plan mental, la terre représente la stabilité, l'enracinement et l'endurance.

Ces cinq éléments se combinent de manière unique pour former les trois doshas (Vata, Pitta, Kapha), qui sont des énergies biologiques présentes dans tout le corps et l'esprit humains. Ces énergies régulent le fonctionnement physique de notre corps, le fonctionnement de notre esprit et même notre interaction avec notre environnement. Comprendre les manifestations de ces éléments nous aide à comprendre comment les déséquilibres peuvent survenir et comment ils peuvent être corrigés pour maintenir la santé et le bien-être.

Description des trois doshas

Dans l'Ayurveda, les trois doshas - Vata, Pitta et Kapha - sont les principales forces vitales ou énergies biologiques dérivées des Panchas Mahabhutas. Chaque dosha régit des fonctions physiologiques et psychologiques spécifiques. Chacune a un équilibre unique entre les trois doshas, connu sous le nom de Prakriti ou type constitutionnel, qui influence ses caractéristiques physiques, mentales et émotionnelles.

1- **Vata (Espace et Air) :** Vata est composée des éléments espace et air. Elle régit les mouvements du corps et de l'esprit, la respiration, la circulation et les impulsions nerveuses.

Caractéristiques physiques : les personnes ayant une dominante Vata sont généralement minces et ont une ossature plus légère, elles peuvent avoir la peau sèche et leur température corporelle a tendance à être fraîche. Elles peuvent avoir une faim et des schémas digestifs irréguliers.

Caractéristiques mentales et émotionnelles : Les types Vata sont souvent créatifs, énergiques et adaptables. Ils peuvent avoir un esprit vif, mais peuvent aussi être facilement distraits. Lorsqu'ils sont déséquilibrés, ils peuvent devenir anxieux, inquiets ou dépassés.

2- **Pitta (Feu et Eau) :** Pitta représente les éléments feu et un peu d'eau. Elle régit la digestion, l'absorption, l'assimilation, le métabolisme et la température corporelle.

Caractéristiques physiques : Les individus dominants Pitta ont généralement une corpulence moyenne avec un bon tonus musculaire. Ils ont un métabolisme fort, une bonne digestion et ont souvent chaud. Ils peuvent avoir un teint vermeil et beaucoup de chaleur corporelle.

Caractéristiques mentales et émotionnelles : Les types Pitta sont généralement intelligents, concentrés et ambitieux. Ils peuvent être de bons décideurs, enseignants et leaders. Lorsque Pitta est déséquilibré, ils peuvent être colériques et argumentatifs.

3- **Kapha (Eau et Terre)** : Kapha est une combinaison des éléments terre et eau. Elle fournit au corps structure et lubrification et régit la croissance, l'immunité et la stabilité.

Caractéristiques physiques : Les individus dominants Kapha sont généralement forts et ont une construction robuste et plus lourde. Ils ont une excellente endurance, une peau douce et une température corporelle plus fraîche. Ils ont une digestion lente et peuvent prendre du poids facilement.

Caractéristiques mentales et émotionnelles : Les types Kapha sont généralement calmes, patients et aimants. Ils ont une disposition stable et une approche lente et réfléchie de la vie. Lorsqu'ils sont déséquilibrés, les types Kapha peuvent devenir résistants au changement, complaisants ou déprimés.

Comprendre sa dosha dominante ou son équilibre unique de doshas est la clé pour personnaliser son alimentation, son mode de vie et ses soins de santé afin de maintenir l'équilibre et de promouvoir la santé et le bien-être.

Chaque dosha - Vata, Pitta et Kapha - possède des caractéristiques et des fonctions uniques qui régissent divers processus physiologiques dans le corps.

Vata (Espace et Air)

Caractéristiques : Vata est légère, sèche, fraîche, rugueuse, subtile et mobile. Elle incarne les qualités du vent, étant rapide et imprévisible. **Ses fonctions :**

- **Mouvement :** Vata régit toutes les formes de mouvement dans le corps, y compris les impulsions nerveuses, la circulation, la respiration et l'élimination.

- **Communication :** Elle facilite la circulation des signaux dans le système nerveux, facilitant la perception sensorielle et la communication.

- **Créativité :** Étant associée à l'élément éther ou espace, Vata est liée à la créativité, la flexibilité et l'imagination.

Lorsqu'elle est équilibrée, Vata favorise la vitalité, la créativité et un enthousiasme vif pour la vie. Lorsqu'elle est déséquilibrée, elle peut provoquer de la peur, de l'anxiété, de l'épuisement physique et mental et des troubles liés au mouvement, tels que des spasmes, des tremblements et de l'arthrite.

Pitta (Feu et Eau)

Caractéristiques : Pitta est chaude, pointue, légère, liquide et légèrement huileuse. Elle incarne les qualités du feu et de l'eau, étant intense et fluide. **Ses fonctions :**

- **Digestion et métabolisme :** Pitta régit tous les processus métaboliques, y compris la digestion, l'absorption, la nutrition et la température corporelle.

- **Compréhension et Intelligence :** Elle facilite la compréhension, l'intellect et la prise de décision.

- **Vision :** Pitta est associée à l'élément feu et est liée à la vision, un sens dépendant du feu.

Lorsqu'elle est équilibrée, Pitta favorise la compréhension, l'intelligence et le courage. Lorsqu'elle est déséquilibrée, elle peut provoquer de la colère, de la jalousie, de l'inflammation et des troubles liés à la chaleur, tels que fièvres, infections et acidité.

Kapha (Eau et Terre)

Caractéristiques : Kapha est lourde, lente, fraîche, huileuse, lisse, dense, douce et stable. Elle incarne les qualités de la terre et de l'eau, étant solide, stable et nourrissante. **Ses fonctions :**

- **Structure et stabilité** : Kapha fournit une structure au corps, donnant forme et force aux muscles, aux os et aux tissus.

- **Lubrification** : Elle assure la lubrification des articulations et l'hydratation de la peau.

- **Croissance et réparation** : Kapha aide à la croissance, au développement et à la réparation des tissus.

- **Immunité** : Elle est responsable de l'immunité et de la résistance contre les maladies.

Lorsqu'elle est équilibrée, Kapha favorise l'amour, le calme et le pardon. Lorsqu'elle est déséquilibrée, elle peut provoquer de l'attachement, de l'avidité, de la résistance au changement et des troubles liés à la congestion et à l'excès de poids, tels que le diabète, l'obésité et la congestion des sinus.

Comprendre ces caractéristiques et fonctions peut nous aider à maintenir un équilibre sain des doshas, à promouvoir la santé et à prévenir les maladies.

Votre Prakriti, ou constitution ayurvédique, est votre proportion unique de Vata, Pitta et Kapha, avec laquelle vous êtes né€. Comprendre votre Prakriti aide à personnaliser votre régime alimentaire, votre mode de vie et votre régime de soins de santé. Cela aide à maintenir l'équilibre, à promouvoir la santé et à prévenir les maladies.

Voici comment déterminer votre Dosha dominante :

1. Traits physiques

- **Dominante Vata :** Les personnes à dominance Vata ont tendance à être plus légères, à la fois en poids corporel et en teint. Elles peuvent avoir la peau sèche, les ongles cassants, les cheveux fins et avoir froid plus souvent. Leur énergie vient en rafales et elles sont sujets à des insomnies.

- **Dominant Pitta :** Les personnes à dominance Pitta ont généralement une musculature moyenne et une peau chaude. Elles peuvent avoir beaucoup de chaleur corporelle et de sueur, et leurs cheveux peuvent devenir prématurément gris ou fins. Elles ont un métabolisme fort, un bon appétit et peuvent avoir une tendance aux brûlures d'estomac ou aux ulcères.

- **Dominante Kapha :** Les individus dominants Kapha ont tendance à avoir une ossature plus lourde, des cheveux épais et brillants, une peau lisse et grasse et des dents solides. Ils ont une énergie constante, une grande endurance physique, mais aussi une tendance à la prise de poids et à la congestion.

2. Taits de personnalité

- **Dominante Vata :** Ils sont enthousiastes, rapides à apprendre et à réagir, vifs et amusants, mais ont aussi tendance à se fatiguer facilement. Ils sont créatifs, flexibles et ont souvent le don de communiquer.

- Dominante Pitta : Les personnes à dominance Pitta sont des leaders intelligents, axés sur les objectifs et solides. Ils aiment avoir le contrôle et peuvent être compétitifs. Cependant, ils peuvent aussi être colériques et argumentatifs.

- Dominante Kapha : Les types Kapha sont calmes, aimants, loyaux et patients, de grands auditeurs et amis. Cependant, ils peuvent aussi devenir démotivés, résistants au changement ou têtus.

N'oubliez pas que la plupart des gens sont une combinaison de doshas. Il est rare de trouver une personne avec une seule constitution dosha. Vous pouvez être Vata-Pitta, Pitta-Kapha, ou même avoir les trois doshas à peu près équilibrées.

3. Évaluation professionnelle

Si vous avez du mal à déterminer par vous-même votre domination dosha, envisagez de demander l'aide d'un professionnel. Les praticiens ayurvédiques peuvent évaluer votre Prakriti en examinant vos caractéristiques physiques, vos habitudes de vie, vos antécédents médicaux, etc. Ils peuvent également tenir compte de votre pouls, de votre parole et de votre langage corporel.

Les Doshas, les trois énergies biologiques de Vata, Pitta et Kapha, régissent nos processus physiques et mentaux. Lorsqu'elles sont en équilibre, elles maintiennent notre santé et notre bien-être. Cependant, divers facteurs tels que le stress, une mauvaise alimentation, des conditions environnementales défavorables ou le manque d'exercice peuvent perturber cet équilibre, entraînant des problèmes de santé.

Déséquilibre de Vata :

Lorsque Vata dosha est excessive, cela peut entraîner des problèmes liés au mouvement et à la circulation. Cela pourrait se manifester par des problèmes physiques comme la constipation, la peau sèche, l'arthrite, l'agitation, l'insomnie et les problèmes neurologiques. Les déséquilibres mentaux peuvent inclure l'anxiété, la peur, la nervosité, la confusion et la difficulté à se concentrer.

Déséquilibre de Pitta :

Un excès de Pitta dosha peut perturber les processus métaboliques, provoquant des problèmes comme l'inflammation, les infections, la chaleur corporelle excessive, les brûlures d'estomac, les ulcères, les affections cutanées comme l'acné ou les éruptions cutanées, et le grisonnement prématuré ou la perte de cheveux. Sur le plan émotionnel, on peut ressentir de l'irritabilité, de la colère, de la jalousie et une attitude trop critique.

Déséquilibre de Kapha :

Lorsque Kapha dosha est déséquilibrée, cela peut entraîner des problèmes liés à la structure et à la fluidité, notamment la prise de poids, la léthargie, les allergies et la congestion des sinus. Les symptômes mentaux et émotionnels peuvent inclure la dépression, les problèmes d'attachement, la résistance au changement et l'entêtement.

Les déséquilibres ne se produisent pas soudainement. Ils s'accumulent au fil du temps, commençant souvent par des symptômes légers et non spécifiques qui évoluent progressivement vers des conditions plus graves s'ils ne sont pas contrôlés. Les premiers signes de déséquilibres des doshas comprennent une sensation de malaise, des problèmes digestifs mineurs, des niveaux d'énergie fluctuants ou des sautes d'humeur fréquentes.

Le but de l'Ayurveda n'est pas seulement de traiter les maladies mais aussi de maintenir la santé. Cela se fait en comprenant sa Prakriti unique et la nature de tout déséquilibre de dosha. L'Ayurveda fournit ensuite des conseils sur le régime alimentaire approprié, les ajustements de style de vie et les traitements pour rétablir l'équilibre des doshas, qui à leur tour restaurent la santé.

4. Diététique ayurvédique

Introduction à la diététique ayurvédique

La nutrition ayurvédique est un élément clé de l'Ayurveda qui se concentre sur l'alimentation en tant qu'outil de santé thérapeutique et préventif. Elle met l'accent sur l'importance de quoi, quand et comment nous mangeons, en alignant nos habitudes alimentaires sur notre constitution unique ou Prakriti (l'équilibre de Vata, Pitta, Kapha), les saisons et notre état de santé actuel.

Les six goûts (Shad Rasa) :

Selon l'Ayurveda, il existe six goûts ou Rasas - sucré, acide, salé, amer, piquant et astringent. Chaque Rasa correspond à différents types d'aliments et a un impact unique sur nos doshas, nos émotions et notre corps. Un repas équilibré dans l'Ayurveda devrait idéalement inclure les six goûts, bien que la proportion puisse être ajustée en fonction de sa Prakriti et de son état d'équilibre actuel.

Qualité de la nourriture :

L'Ayurveda met l'accent sur l'importance de manger des aliments frais et entiers, issus de l'agriculture biologique et récoltés en saison. Les aliments transformés, en conserve, surgelés ou anciens sont considérés comme ayant moins de vitalité et sont moins bénéfiques pour la santé. La qualité des aliments que nous consommons a un impact direct sur notre bien-être.

Manger selon votre dosha :

Chaque dosha est affectée différemment par différents types d'aliments. Par exemple, les types Vata se débrouillent bien avec des aliments chauds, humides et ancrés, les types Pitta bénéficient d'aliments frais et froids, tandis que les types Kapha ont besoin d'aliments légers, secs et réchauffants. Comprendre votre ou vos doshas dominante(s) peut vous aider à orienter vos choix alimentaires.

Manger en pleine conscience :

L'Ayurveda encourage une alimentation consciente - manger avec attention et conscience, mastiquer correctement ses aliments et manger dans un environnement calme et détendu. Cela facilite non seulement la digestion, mais nous permet également de mieux comprendre les signaux de notre corps concernant la faim et la satiété.

Des habitudes alimentaires équilibrées :

Cela inclut de manger à des heures de repas régulières, de ne pas manger trop près de l'heure du coucher et de prendre le plus gros repas de la journée au déjeuner lorsque le feu digestif (Agni) est le plus fort.

Le rôle d'Agni (Feu digestif):

Dans l'Ayurveda, Agni ou feu digestif est au cœur d'une bonne santé. Un Agni équilibré assure une digestion et une assimilation optimales des aliments, transforme les aliments en énergie et aide à éliminer les déchets. Les habitudes alimentaires malsaines, le stress et le déséquilibre des doshas peuvent perturber Agni, entraînant des problèmes digestifs et des maladies.

En conclusion, la nutrition ayurvédique ne concerne pas seulement ce que nous mangeons, mais comment, quand et pourquoi nous mangeons. Il s'agit d'une approche holistique de la nutrition, qui considère les aliments non seulement comme des calories, mais comme des aliments vitaux qui peuvent équilibrer nos doshas, améliorer notre santé et prévenir les maladies.

Dans l'Ayurveda, chacun des six goûts, ou Shad Rasa, a des effets uniques sur les doshas, le corps et l'esprit. Ils augmentent (Vardhana) ou diminuent (Shamana) les doshas, aidant à maintenir leur équilibre. Voici un aperçu détaillé de chaque goût :

1. Sucré (Madhura)

Effets sur les Doshas : Diminue Vata et Pitta, augmente Kapha

Sources : les fruits, la plupart des céréales, les légumes-racines, le lait et les sucres naturels.

Signification : Le goût sucré nourrit et construit les tissus, fournit de l'énergie et renforce l'immunité. La surconsommation peut entraîner l'obésité, le diabète et l'hypercholestérolémie.

2. Aigre (Amla)

Effets sur les Doshas : Diminue Vata, augmente Pitta et Kapha

Sources : aliments tels que les agrumes, les aliments fermentés, le vinaigre et les produits laitiers acides comme le yogourt.

Signification : Le goût acidulé stimule la digestion, favorise la circulation et l'élimination et augmente l'appétit. Un excès peut entraîner de l'acidité, des brûlures d'estomac et aggraver les affections cutanées.

3. Salé (Lavana)

Effets sur les Doshas : Diminue Vata, augmente Pitta et Kapha

Sources : sel de mer, sel gemme, légumes de la mer et tout aliment additionné de sel.

Signification : Le goût salé stimule la digestion, améliore le goût et maintient l'équilibre électrolytique. Une surconsommation peut entraîner une hypertension, une rétention d'eau et aggraver les affections cutanées.

Effets sur les Doshas : Diminue Pitta et Kapha, augmente Vata

Sources : aliments comme les légumes verts amers (chou frisé, épinards), le curcuma, le fenugrec et le melon amer.

Signification : Le goût amer est détoxifiant, anti-inflammatoire et aide à réduire le poids. Il peut être desséchant et épuisant s'il est surconsommé.

Effets sur les Doshas : Diminue Kapha, augmente Vata et Pitta

Sources : Aliments tels que les piments, l'ail, les oignons, le gingembre et les épices.

Signification : Le goût piquant stimule la digestion et le métabolisme, favorise la transpiration et la désintoxication. Une consommation excessive peut entraîner une inflammation, une acidité et des brûlures d'estomac.

Effets sur les Doshas : Diminue Pitta et Kapha, augmente Vata

Sources : aliments comme les légumineuses, les pommes vertes, la grenade, le thé et les légumes crus.

Signification : Le goût astringent absorbe l'eau, resserre les tissus et a un effet desséchant. Il aide à la détoxification et au refroidissement du corps. Une surconsommation peut entraîner de la constipation et une congestion circulatoire.

Dans l'Ayurveda, une alimentation équilibrée comprend les six goûts pour nourrir le corps, l'esprit et les sens. Cependant, la proportion de ces goûts peut être ajustée en fonction de sa Prakriti (constitution individuelle), des déséquilibres actuels des doshas, de la saison et de son âge ou de son étape de vie.

Comprendre votre ou vos doshas dominante(s) peut vous aider à orienter vos choix alimentaires. Le but est d'équilibrer vos doshas par l'alimentation. Voici un bref aperçu des choix alimentaires idéaux pour chaque dosha :

Vata

Comme Vata est seche, légère et froide, les aliments qui compensent Vata sont chauds, humides, gras et nourrissants.

Céréales : L'avoine cuite, le riz et le blé sont d'excellents choix.

Légumes : Les légumes cuits et moulus tels que les betteraves, les carottes, les patates douces et les oignons sont bénéfiques.

Fruits : privilégiez les fruits sucrés, acides ou lourds, comme les oranges, les bananes, les avocats, les raisins, les cerises, les pêches, les melons, les baies, les prunes, les ananas, les mangues et les papayes.

Protéines : Il est préférable d'avoir des produits laitiers, de la viande, des œufs, des noix et des graines de haute qualité pour les protéines. Les protéines végétariennes comme le tofu ou le tempeh conviennent également si elles sont cuites avec des épices réchauffantes.

Épices : Les épices réchauffantes comme le gingembre, le cumin, le poivre noir et la cannelle peuvent aider à équilibrer Vata.

Graisses : Inclure une quantité modérée de graisses saines comme le ghee, l'huile d'olive et l'huile de sésame.

Pitta est chaude, pointue et grasse, donc les aliments frais, secs et lourds peuvent aider à la compenser.

Céréales : L'orge, le riz, l'avoine et le blé sont bénéfiques.

Légumes : Privilégiez les légumes sucrés et astringents comme les concombres, les légumes à feuilles vertes, le brocoli, les choux de Bruxelles et le céleri.

Fruits : Les fruits sucrés et astringents comme les raisins, les cerises, les melons, les avocats, les noix de coco, les grenades, les mangues et les oranges douces et bien mûres sont excellents.

Protéines : Optez pour des protéines plus fraîches comme les produits laitiers, la volaille à viande blanche et le tofu. Les légumineuses sont également bénéfiques.

Épices : Les épices rafraîchissantes, comme le fenouil, la coriandre et la cardamome, sont bonnes. Limitez la consommation d'épices piquantes.

Graisses : Une quantité modérée de graisses saines comme le ghee, l'huile d'olive et l'huile de tournesol peut être incluse.

Kapha

Kapha est lourde, lente et froide. Les aliments légers, secs ou chauds peuvent aider à équilibrer Kapha.

Céréales : Privilégiez les céréales légères, sèches et astringentes comme l'orge, le maïs, le millet, le sarrasin, le seigle et le quinoa.

Légumes : Les légumes légers et piquants comme le brocoli, le céleri, les légumes-feuilles et les poivrons sont bénéfiques.

Fruits : Privilégiez les fruits légers et astringents comme les pommes, les poires, les grenades, les canneberges et les abricots.

Protéines : Les protéines légères et sèches sont les meilleures. Ceux-ci comprennent les légumineuses, la volaille à viande blanche et le tofu.

Épices : La plupart des épices sont bénéfiques pour Kapha, en particulier celles qui réchauffent, comme le gingembre, le poivre et le curcuma.

Graisses : limitez la consommation de graisses et d'huiles, car Kapha est déjà gras et lourd.

Quand, comment et quoi manger

En Ayurveda, non seulement ce que vous mangez, mais aussi comment et quand vous mangez est considéré comme crucial pour une bonne santé. Voici quelques directives clés :

Quand manger :

- **Ne mangez que lorsque vous avez faim.** Cela garantit que le repas précédent a été digéré et que votre feu digestif (Agni) est prêt à recevoir plus de nourriture.

- **Essayez de manger à des heures constantes chaque jour.** Cela aide à réguler les cycles naturels de votre corps et optimise la digestion.

- **Le plus gros repas devrait être à l'heure du déjeuner,** quand votre Agni est le plus fort.

- **Évitez de manger un repas copieux dans les trois heures précédant le coucher** pour donner à votre corps le temps de digérer avant de dormir.

Comment manger :

- **Mangez dans un environnement calme et détendu.** Cela permet à votre corps de se concentrer sur la digestion et vous aide à écouter les signaux de faim et de satiété de votre corps.

- **Mâchez bien votre nourriture.** La digestion commence dans la bouche et mâcher correctement garantit que vos aliments sont bien décomposés et plus faciles à digérer.

- **Évitez les distractions en mangeant,** comme regarder la télévision ou faire défiler votre téléphone.

Une alimentation consciente peut vous aider à mieux apprécier votre nourriture et à éviter de trop manger.

- Ne vous précipitez pas et ne mangez pas sur le pouce. Prenez votre temps pour manger et savourez votre nourriture.

Quoi manger :

- Ayez une alimentation équilibrée qui comprend les six goûts (sucré, acide, salé, amer, piquant, astringent), une gamme complète de nutriments maintient toutes les doshas en équilibre.

- Préférez les aliments frais et complets aux aliments transformés. L'Ayurveda considère que les aliments frais ont plus de vitalité et sont plus nourrissants.

- Ajustez votre alimentation en fonction de la saison, de votre âge, de votre déséquilibre dosha et de vos conditions de santé spécifiques. En effet, votre équilibre pouvant changer en fonction de ces facteurs.

- La nourriture ne doit pas seulement être nourrissante mais aussi agréable pour les sens. Cela signifie qu'elle doit avoir l'air, sentir et avoir bon goût. Cela aide à stimuler le feu digestif et fait de manger une expérience plus agréable.

Dinacharya, les routines quotidiennes

Dinacharya, ou routine quotidienne ayurvédique, est une série de pratiques recommandées pour nous aligner sur les rythmes naturels de la nature. Ces routines peuvent aider à équilibrer les doshas, à maintenir la digestion, à soutenir les processus de désintoxication naturels du corps et à promouvoir la santé et le bien-être en général.

Se réveiller tôt : L'Ayurveda recommande de se réveiller pendant le Brahma muhurta, soit la période d'environ une heure et demie avant le lever du soleil. C'est une période sattvique où l'environnement est calme et tranquille, idéal pour la méditation et la préparation de la journée.

Hygiène buccale : Le nettoyage des dents, le grattage de la langue et l'extraction d'huile sont des éléments essentiels de la routine matinale ayurvédique. Ils aident à éliminer les toxines accumulées pendant la nuit et à maintenir la santé bucco-dentaire.

Buvez de l'eau tiède : Boire un verre d'eau tiède dès le matin peut aider à stimuler la digestion et l'élimination, préparant le corps à l'absorption de nourriture.

Élimination : Des selles régulières dès le matin sont idéales. Cela facilite les processus de désintoxication naturels du corps et aide à maintenir la santé digestive.

Hygiène nasale (Nasya): L'application de quelques gouttes d'huile à base de plantes ou médicamenteuse sur les voies nasales peut aider à les lubrifier, à améliorer l'odorat et à maintenir la santé respiratoire.

Exercice (Vyayama): S'engager dans une activité physique quotidienne aide à garder le corps souple, fort et en bonne santé. Il peut être adapté à la constitution individuelle et peut inclure du yoga, de la marche ou d'autres exercices appropriés.

Méditation : Passer du temps en silence ou en méditation aide à calmer l'esprit, à gérer le stress et à cultiver la conscience et la pleine conscience.

Massage (Abhyanga) : L'auto-massage à l'huile chaude, connue sous le nom d'Abhyanga, nourrit la peau, apaise les doshas, favorise une circulation saine et aide à créer une profonde sensation de stabilité et de chaleur.

Alimentation équilibrée : Mangez des repas à des heures régulières, avec le plus gros repas à midi lorsque le feu digestif (Agni) est le plus fort. Suivez les directives diététiques ayurvédiques pour assurer un apport équilibré des six goûts.

Repos et sommeil : Assurez-vous de vous reposer suffisamment et essayez de dormir avant 22 h 00, ou avant le début de l'heure Pitta de la nuit. Cela aide les processus naturels de guérison et de rajeunissement du corps.

Commencez par quelques-unes et ajoutez-en progressivement au fur et à mesure. Les besoins individuels peuvent varier et des ajustements peuvent être nécessaires en fonction de votre constitution unique et de votre état de santé actuel.

Ritucharya dans l'Ayurveda fait référence au mode de vie et aux changements alimentaires à adopter en réponse aux changements de saisons. En ajustant nos routines et nos habitudes en fonction des qualités des saisons, nous pouvons prévenir les déséquilibres dans les doshas et maintenir une santé optimale.

Printemps (Vasanta) - Saison Kapha : Au printemps, lorsque le temps passe du froid au chaud, le Kapha accumulé commence à fondre, provoquant potentiellement une congestion, des allergies et des rhumes. Une alimentation plus légère est recommandée, y compris des aliments amers, piquants et astringents. L'exercice régulier est encouragé pour aider à réduire l'accumulation de Kapha.

Été (Grishma) - Saison Pitta : Pendant les mois d'été chauds et secs, Pitta peut facilement s'aggraver. Les aliments frais, sucrés, amers et astringents sont recommandés. Il est conseillé d'éviter une exposition excessive au soleil et de pratiquer des activités rafraîchissantes, comme la natation. L'hydratation est également très importante durant cette saison.

Saison des pluies (Varsha) - Saison Vata et Pitta : La saison des pluies peut aggraver Vata en raison de sa nature froide, venteuse et erratique. Cela peut également aggraver Pitta en raison de l'augmentation de l'humidité. Les aliments chauds, nourrissants et légèrement gras sont bénéfiques. Il est également essentiel de rester au chaud et au sec pour équilibrer Vata et Pitta.

Automne (Sharat) - Saison Pitta : lorsque le temps passe du chaud au frais, l'accumulation de Pitta pendant l'été peut provoquer des déséquilibres. Favoriser les goûts sucrés, amers et astringents peut aider à apaiser Pitta, tout comme les températures plus fraîches et un environnement paisible.

Début de l'hiver (Hemanta) - Saison Vata et Kapha :
Le début de l'hiver peut provoquer une augmentation de
Vata en raison de sa nature froide, sèche et venteuse, et
il peut commencer à accumuler du Kapha. Une
alimentation nourrissante aux goûts sucré, acide et salé
est recommandée. Il est essentiel de rester au chaud,
d'éviter les courants d'air froids et de s'engager dans des
routines d'ancrage.

Fin de l'hiver (Shishira) - Saison Kapha : La fin de
l'hiver est une période d'augmentation du froid et de
l'humidité, conduisant à une accumulation de Kapha. Des
aliments légers, chauds et faciles à digérer avec des goûts
piquants, amers et astringents sont recommandés. Il est
également important de faire de l'exercice régulièrement
et de rester au chaud pendant cette période.

Le yoga et le pranayama font partie intégrante de l'Ayurveda qui favorise la santé physique, mentale et spirituelle. Les postures de yoga (asanas) aident à équilibrer les doshas et à améliorer la santé physique, tandis que le pranayama (exercices de respiration) aide à équilibrer l'esprit et le prana (énergie vitale, bioénergie).

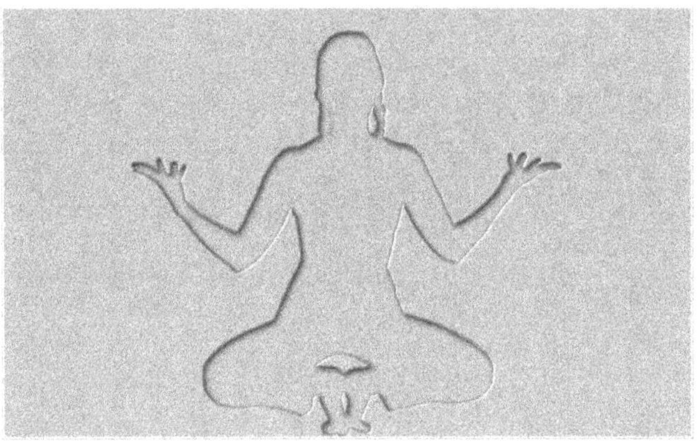

Yoga

Les asanas de yoga aident à stimuler la circulation, à soutenir la digestion, à améliorer la flexibilité et à promouvoir la santé et le bien-être en général. Voici quelques postures de yoga particulièrement bénéfiques pour chaque dosha :

- **Vata** : les étirements vers l'avant comme Padahastasana (Les mains aux pieds) et Janu Sirsasana (La tête au genou) aident à ancrer et à calmer le système nerveux. Le yoga doux et lent est le meilleur.

- **Pitta** : les poses rafraîchissantes comme Shitali Pranayama (respiration rafraîchissante) et Chandra Namaskar (salutations lunaires) aident à refroidir et à apaiser le système.

- **Kapha** : Des poses stimulantes et énergisantes comme Surya Namaskar (Salutations au soleil) et des étirements en arrière comme Bhujangasana (Cobra Pose) peuvent aider à stimuler le système et à améliorer le métabolisme. Une pratique plus vigoureuse est généralement bénéfique.

Le pranayama aide à équilibrer le prana, à calmer l'esprit, à favoriser la clarté mentale et à améliorer le bien-être général. Différentes techniques sont adaptées pour équilibrer des doshas spécifiques :
   - **Vata** : Nadi Shodhana (respiration alternée des narines) est particulièrement bénéfique pour équilibrer les côtés gauche et droit du cerveau, à calmer l'esprit et à favoriser la clarté mentale.
   - **Pitta** : Sheetali et Sitkari sont bénéfiques car elles ont un effet rafraîchissant sur le système, aidant à équilibrer la chaleur de Pitta.
   - **Kapha** : Bhastrika (Respiration en soufflet) et Kapalabhati (Respiration du crâne brillant) sont stimulantes et énergisantes, aidant à équilibrer la lourdeur et la lenteur de Kapha.
Avant de commencer toute nouvelle pratique, il est important d'apprendre la bonne technique auprès d'un professeur qualifié.

Dans l'Ayurveda, le sommeil est considéré comme l'un des trois piliers fondamentaux de la vie humaine, avec l'alimentation (Aahara) et la maîtrise de soi (Brahmacharya). L'Ayurveda reconnaît qu'un sommeil de qualité est essentiel au maintien de la santé physique, de l'équilibre mental et de la qualité de vie globale. Voici pourquoi le sommeil et le repos sont si importants en Ayurveda :

Rajeunissement et guérison : Pendant le sommeil, votre corps a la possibilité de réparer les tissus, de synthétiser les protéines et de développer les muscles. L'esprit a également la possibilité de traiter les expériences de la journée, ce qui améliore la mémoire et l'apprentissage. C'est aussi pendant le sommeil profond que le corps produit la majorité de ses antioxydants naturels et de ses cellules immunitaires.

Équilibre et harmonie : Un sommeil de qualité aide à maintenir l'équilibre dans les doshas, en particulier Vata, qui régit le mouvement et est associée au système nerveux. Un sommeil insuffisant ou de mauvaise qualité peut provoquer un déséquilibre de Vata, entraînant des problèmes tels que l'anxiété, l'agitation et les troubles nerveux.

Énergie et vitalité : Une bonne nuit de sommeil régénère l'Ojas, l'énergie subtile de l'Ayurveda qui est liée à la vitalité, à la force, à l'immunité et au bien-être général. D'un autre côté, le manque de sommeil ou des habitudes de sommeil irrégulières peuvent épuiser Ojas, entraînant de la fatigue, une susceptibilité aux maladies et un manque de clarté mentale.

Bien-être émotionnel : Le sommeil est crucial pour la santé émotionnelle et la résilience. Pendant le sommeil, nos circuits émotionnels se reposent, ce qui entraîne une amélioration de l'humeur et une meilleure réponse émotionnelle. Les problèmes de sommeil peuvent contribuer au stress, à la dépression et à d'autres troubles de santé mentale.

L'Ayurveda offre également des conseils sur la promotion d'un sommeil de qualité. Par exemple, il est recommandé d'avoir un horaire de sommeil régulier, de créer un environnement de sommeil paisible et d'établir une routine relaxante à l'heure du coucher. Éviter les stimulants comme la caféine et les appareils électroniques le soir et manger un dîner léger peut également favoriser un sommeil de qualité.

N'oubliez pas que l'objectif n'est pas seulement de dormir suffisamment, mais d'avoir un sommeil réparateur et de qualité. Si vous avez des problèmes de sommeil, c'est une bonne idée de consulter un praticien ayurvédique qui peut vous fournir des conseils personnalisés en fonction de votre constitution unique et de votre état de santé actuel.

La méditation et la pleine conscience font partie intégrante de la philosophie ayurvédique reconnue pour ses bienfaits sur la santé mentale. Elles nous aident à nous connecter avec notre moi intérieur, à promouvoir la conscience et la concentration, à réduire le stress et à favoriser un sentiment de paix intérieure et d'équilibre.

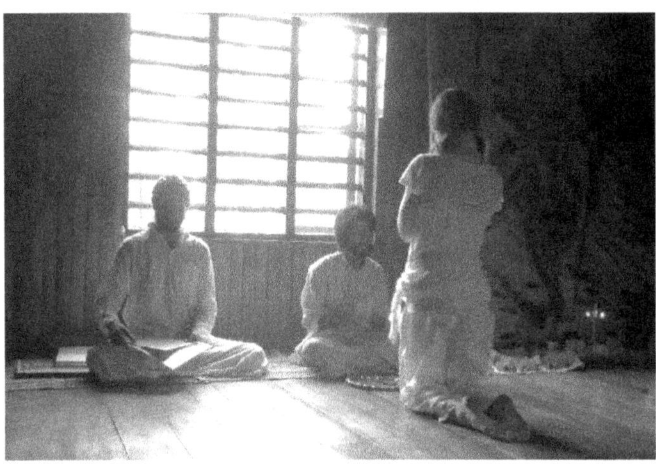

Méditation : La méditation en Ayurveda est plus qu'une technique de relaxation. C'est une pratique vitale pour nourrir Ojas (la vitalité), promouvoir la clarté mentale et établir une connexion profonde avec notre moi intérieur. La méditation régulière peut aider à réduire les symptômes de stress, d'anxiété et de dépression et à améliorer le bien-être mental général. Différentes formes de méditation peuvent être pratiquées, notamment la méditation de concentration, la méditation de pleine conscience et la méditation de mantra.

Pleine conscience : C'est la pratique d'être pleinement présent(e) dans le moment, sans jugement. L'Ayurveda met l'accent sur la pleine conscience, en particulier en ce qui concerne l'alimentation consciente et la vie consciente, pour renforcer la conscience, améliorer la digestion et promouvoir la santé mentale et physique. En apportant un sentiment de pleine conscience à nos activités quotidiennes, nous pouvons améliorer notre compréhension de notre corps et de notre esprit, conduisant à des choix plus éclairés concernant notre santé et notre bien-être.

Ayurveda et santé mentale : L'Ayurveda reconnaît l'interdépendance de l'esprit et du corps. Elle met l'accent sur le rôle de la santé mentale dans la santé globale et sur l'influence de facteurs tels que le stress, le mode de vie et l'alimentation sur le bien-être mental. Des pratiques comme le yoga, la méditation, le pranayama et le respect des routines quotidiennes et saisonnières (Dinacharya et Ritucharya) peuvent aider à gérer le stress et à favoriser l'équilibre mental.

Herbes ayurvédiques et santé mentale : L'Ayurveda utilise également des herbes médicinales pour soutenir la santé mentale. Des herbes comme Ashwagandha, Brahmi (Bacopa) et Jatamansi sont connues pour leurs bienfaits sur le stress, l'anxiété et l'équilibre mental général.

En incorporant la pleine conscience et la méditation dans nos vies, nous pouvons mieux gérer le stress et améliorer notre bien-être mental, conformément à l'approche holistique de la santé de l'Ayurveda.

Détoxification et rajeunissement

Panchakarma est une série de cinq thérapies ayurvédiques conçues pour détoxifier le corps des toxines accumulées (Ama) et le rajeunir à un niveau cellulaire profond. Ces thérapies nettoient le corps et renforcent également le système immunitaire et rétablissent l'équilibre et le bien-être.

Purvakarma (Phase de Préparation) :
Avant Panchakarma, il y a une phase préparatoire connue sous le nom de Purvakarma. Cette phase implique deux pratiques principales :
- **Snehana (Oléation)** : Ici, des huiles médicamenteuses ou du ghee sont ingérés ou appliqués à l'extérieur pour lubrifier le corps et déloger les toxines logées dans les tissus.
- **Swedana (Transpiration)** : Après Snehana, des thérapies de transpiration sont appliquées pour dilater les canaux du corps, permettant aux toxines libérées de se déplacer vers le tube digestif.

Thérapies du Panchakarma :
La phase principale du Panchakarma consiste en cinq thérapies :
- **Vamana (vomissements thérapeutiques)** : vomissements provoqués médicalement pour éliminer l'excès de Kapha et les toxines de l'estomac et des voies respiratoires.
- **Virechana (purgation)** : purgation médicalement induite pour éliminer l'excès de Pitta et les toxines du foie et de la vésicule biliaire.
- **Basti (lavement)** : lavements médicamenteux à l'huile ou à la décoction d'herbes pour soulager les affections liées à Vata et éliminer les toxines du côlon.

- **Nasya (administration nasale) :** administration d'huiles ou de poudres médicinales par le passage nasal pour nettoyer et rajeunir la région de la tête et du cou.
- **Raktamokshana (prise de sang) :** il s'agit d'une thérapie moins couramment pratiquée impliquant la désintoxication du sang. Cela n'est fait que dans certaines circonstances sous surveillance médicale stricte.

Paschatkarma (régime d'après-Panchakarma) :

Après Panchakarma, un régime spécial connu sous le nom de Paschatkarma est suivi pour aider le corps à récupérer et à rajeunir. Cela comprend un régime alimentaire spécifique, des recommandations de style de vie et l'utilisation d'herbes et de formules rajeunissantes (Rasayanas).

Panchakarma et rajeunissement :

Panchakarma va au-delà du simple nettoyage ; il revitalise également les tissus du corps et favorise la santé et le bien-être en général. Il peut être entrepris à titre préventif, pour garder le corps exempt de toxines, ou à titre curatif, pour traiter diverses maladies.

Le massage ayurvédique, ou Abhyanga, et d'autres pratiques corporelles sont des composantes essentielles de la thérapie ayurvédique. Ces pratiques favorisent le bien-être physique et émotionnel en améliorant la circulation, en stimulant le système lymphatique, en soulageant le stress et en nourrissant la peau. Voici un aperçu de ces pratiques et de leurs avantages :

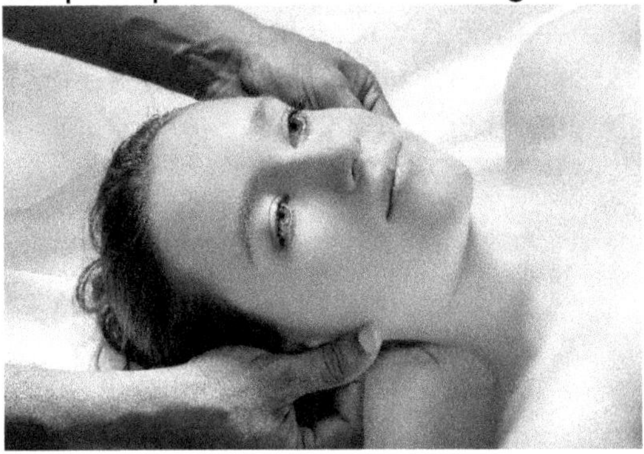

Abhyanga (Massage ayurvédique) :
Abhyanga est un massage complet du corps à l'huile chaude effectué à l'aide d'huiles végétales spécifiques choisies en fonction de son dosha. Il est généralement effectué le matin avant le bain et peut être effectué par un thérapeute ou par soi-même. Les huiles sont généralement infusées avec des herbes ayurvédiques pour améliorer les avantages.

Les avantages d'Abhyanga incluent :
   - Stimulation des organes internes
- Amélioration de la circulation sanguine et du flux lymphatique
- Augmentation de l'endurance et réduction de la fatigue
      - Peau plus douce et plus lisse
      - Amélioration du sommeil et diminution de l'anxiété

Mardana est un massage des tissus profonds utilisant moins d'huile que l'Abhyanga et plus de pression pour travailler sur les tissus musculaires profonds. Cette thérapie est bénéfique pour soulager les tensions musculaires, améliorer la circulation et éliminer les toxines logées profondément dans le corps.

Shirodhara :

Shirodhara consiste à verser doucement de l'huile chaude sur le front ou le « troisième œil ». Il est particulièrement efficace pour réduire le stress, l'anxiété et la tension. Il aide également à lutter contre l'insomnie, l'hypertension et certains troubles neurologiques.

Pizhichil :

Pizhichil est un traitement où de l'huile médicinale chaude est versée sur le corps tout en étant massée avec des mouvements doux et rythmés. C'est une thérapie rajeunissante et détoxifiante, bénéfique pour les troubles neuromusculaires, l'arthrite et les déficiences du système immunitaire.

Udvartana :

Udvartana implique un massage avec une pâte faite de grains moulus et d'herbes médicinales. Cette thérapie exfolie la peau, améliore la circulation et aide à perdre du poids. Il est particulièrement bénéfique pour les types Kapha ou les déséquilibres liés à Kapha.

Garshana :

Le Garshana est un massage à sec réalisé avec des gants de soie grège. Il aide à stimuler la circulation, à éliminer les toxines et à réduire la cellulite. Il est généralement suivi par Abhyanga ou Snehana (huilage du corps).

Ces thérapies devraient idéalement être effectuées par des praticiens ayurvédiques formés. Les techniques, huiles et herbes spécifiques utilisées sont sélectionnées en fonction de la constitution de l'individu (Prakriti), de son état de santé actuel (Vikriti) et de ses problèmes de santé spécifiques.

L'Ayurveda propose une gamme de traitements uniques, chacun conçu pour traiter différents déséquilibres du corps et de l'esprit. Ces traitements sont généralement administrés par des praticiens ayurvédiques formés. Explorons quelques-uns de ces traitements en détail :

Shirodhara :

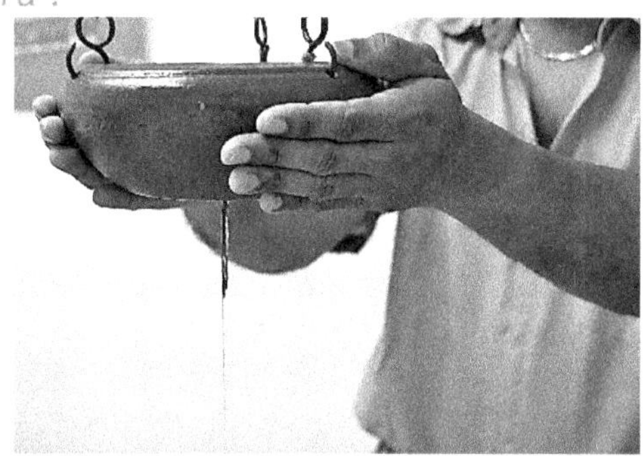

Shirodhara est un traitement profondément relaxant qui consiste à verser doucement de l'huile chaude et médicamenteuse sur le front, en particulier sur la région du "troisième œil". Ce traitement peut aider à réduire le stress et l'anxiété, à soulager les maux de tête, à améliorer le sommeil et à améliorer la clarté mentale. Le flux d'huile chaude induit un état de profonde relaxation et d'équilibre dans l'esprit.

Nasya :

Nasya implique l'administration d'huile médicamenteuse, de jus ou de poudres par voie nasale. C'est bénéfique pour les affections liées à la tête, au cou et à la région des sinus, notamment la sinusite, les migraines et certains types de troubles cutanés. Nasya aide à nettoyer et à ouvrir les canaux de la tête, améliorant ainsi l'oxygénation et le fonctionnement global du système cérébral.

Basti implique l'introduction d'huile médicamenteuse ou d'une décoction à base de plantes dans le rectum. Ce traitement est particulièrement efficace pour gérer les affections liées au dosha Vata, telles que la constipation, les affections neurologiques, l'arthrite et les maux de dos. Il existe différents types de Basti, notamment Anuvasana Basti (lavement à l'huile), Niruha Basti (lavement à décoction) et Matra Basti (lavement à l'huile minimale).

Autres traitements ayurvédiques :

Durant le Pizhichil, de l'huile médicinale chaude est versée sur tout le corps d'une manière spécifique tout en étant doucement massée par des thérapeutes. C'est un traitement hautement rajeunissant, bénéfique pour les maladies rhumatismales, l'arthrite, la paralysie et les troubles nerveux.

Kizhi consiste à masser le corps avec de petits sacs (cataplasmes) remplis de feuilles d'herbes, de poudres ou de riz. Les cataplasmes sont réchauffés puis utilisés pour masser le corps. Il existe différents types de Kizhi, tels que Elakizhi (cataplasme de feuilles), Navarakizhi (cataplasme de riz) et Churna Kizhi (cataplasme de poudre), chacun ayant des avantages spécifiques.

Raktamokshana est une procédure pour purifier le sang et est utilisée dans le traitement des maladies causées par la toxicité sanguine ou le déséquilibre du « rakta dhatu ». Elle est rarement pratiquée aujourd'hui et seulement dans des cas bien précis.

Ces traitements sont généralement effectués dans un ordre précis, avec des procédures préparatoires (Purvakarma), des procédures principales et des soins de suivi. Les traitements exacts utilisés, leur ordre et les herbes et huiles spécifiques impliquées sont adaptés aux besoins de l'individu et doivent toujours être effectués sous la supervision d'un praticien ayurvédique qualifié.

L'Ayurveda offre une approche holistique de la beauté, mettant l'accent non seulement sur les traitements externes, mais aussi sur l'alimentation, le mode de vie et la santé physique et mentale en général. Voici comment l'Ayurveda aborde les soins de la peau et des cheveux :

Soins de la peau :

En Ayurveda, la santé de la peau est étroitement liée à l'alimentation et à la digestion, ainsi qu'à l'équilibre des doshas. Les soins de la peau ayurvédiques impliquent à la fois des traitements topiques et des modifications de l'alimentation et du mode de vie pour favoriser une peau saine de l'intérieur.

- **Traitements topiques** : L'Ayurveda utilise une variété d'ingrédients naturels pour les soins de la peau, y compris des huiles à base de plantes, des pâtes et des masques. Des ingrédients comme le curcuma, le safran, le miel et l'aloe Véra sont populaires pour leurs propriétés cicatrisantes.

- **Recommandations diététiques** : L'Ayurveda met l'accent sur une alimentation riche en fruits, légumes, grains entiers et graisses saines pour fournir les nutriments nécessaires à une peau saine. Il recommande également d'éviter les aliments transformés, l'excès de sucre et d'autres aliments pouvant entraîner une accumulation de toxines.

- **Désintoxication** : Des pratiques de désintoxication régulières, telles que Panchakarma, peuvent aider à éliminer les toxines qui contribuent aux problèmes de peau.

Soins capillaires :

Comme les soins de la peau, les soins capillaires ayurvédiques se concentrent sur la santé globale des cheveux et du cuir chevelu et impliquent à la fois des traitements topiques et des recommandations diététiques et de style de vie.

- **Traitements topiques** : Les soins capillaires ayurvédiques impliquent souvent des massages à l'huile utilisant des huiles comme la noix de coco, l'amande ou l'huile de sésame infusées avec des herbes ayurvédiques. Les poudres à base de plantes, telles que l'amla, le shikakai ou le bhringraj, peuvent être utilisées pour les masques capillaires ou les shampooings naturels.

- **Recommandations diététiques** : Une alimentation riche en protéines, fer, vitamines et minéraux favorise la santé des cheveux. L'Ayurveda recommande des aliments comme les noix, les graines, les légumes-feuilles et les fruits et légumes frais.

- **Pratiques de style de vie** : Le stress peut contribuer à des problèmes comme la chute des cheveux et le grisonnement prématuré, c'est pourquoi l'Ayurveda recommande des pratiques de réduction du stress comme le yoga et la méditation pour la santé des cheveux.

L'Ayurveda reconnaît également que différents types de peau et de cheveux peuvent nécessiter des soins différents. La constitution spécifique (Prakriti) d'un individu joue un rôle important à cet égard. Par exemple, les types Vata peuvent avoir la peau et les cheveux secs, les types Pitta peuvent avoir une peau sensible ou mixte et des cheveux fins et gras, et les types Kapha peuvent avoir une peau grasse et des cheveux épais et ondulés.

Utilisation des Herbes ayurvédiques

L'Ayurveda utilise une grande variété d'herbes et d'extraits de plantes dans ses traitements. Chaque herbe a ses propres propriétés curatives et peut aider à équilibrer des doshas spécifiques. Voici quelques herbes clés et leurs utilisations, par ordre alphabétique :

Essayez la marque de phyto-produits : SANUSq Botanique

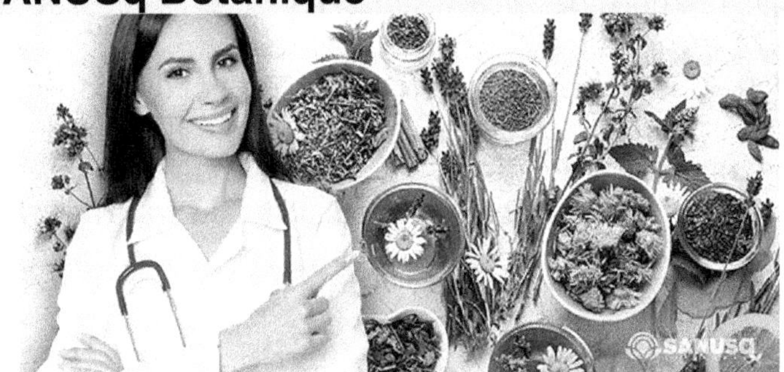

https://sanus-q.com/collections/brand-sanusq-botanique
+ Coupon de réduction : REDUC10%

Amla (Groseille Indienne, Emblica officinalis)

Amla, également connue sous le nom de groseille indienne, est riche en vitamine C et est un puissant antioxydant. Elle est bénéfique pour le système immunitaire, la santé de la peau et la santé des cheveux. Elle est également utilisée pour améliorer la digestion et peut avoir un effet équilibrant sur les trois doshas.

Ashwagandha (Withania somnifera)

Ashwagandha est un adaptogène, ce qui signifie qu'il aide le corps à faire face au stress. Il peut réduire l'anxiété et améliorer le sommeil. On pense également qu'il améliore la force et la vitalité, ce qui le rend bénéfique pour la faiblesse générale et pour faciliter la récupération après une maladie.

Brahmi (Bacopa monnieri)

Brahmi est souvent utilisé pour améliorer les fonctions cognitives. Il peut améliorer la mémoire, améliorer la concentration et réduire l'anxiété, il a aussi un effet calmant sur le système nerveux.

Gingembre (Zingiber officinale)

Le gingembre est une herbe ayurvédique courante utilisée pour stimuler la digestion, soulager les nausées et réduire l'inflammation. Il est également utilisé pour traiter les affections respiratoires, grâce à ses propriétés expectorantes.

Guggulu (Bédellium Indien)

Le guggulu est connu pour ses puissantes propriétés purifiantes et est souvent utilisé dans la désintoxication. Il soutient la santé des articulations, aide à la gestion du poids et favorise des niveaux sains de cholestérol et de triglycérides.

Haritaki (Chebulic Myrobalan)

Haritaki facilite la digestion, soutient les processus de nettoyage naturels du corps et favorise la santé de la peau. C'est aussi un composant de Triphala.

Neem (Azadirachta indica)

Le Neem est connu pour ses propriétés purifiantes. Il est utilisé pour nettoyer le corps, en particulier la peau et le sang, et possède de fortes propriétés antibactériennes, antifongiques et antivirales.

Shatavari (Asperge sauvage)

Shatavari est une herbe puissante pour la santé des femmes. Elle soutient la santé reproductive, améliore la fertilité et aide à équilibrer les hormones, également bénéfique pour la santé digestive.

Triphala

Triphala est une combinaison de trois fruits : Amalaki (Emblica officinalis), Bibhitaki (Terminalia bellirica) et Haritaki (Terminalia chebula). C'est un puissant régénérant et est particulièrement bénéfique pour le système digestif, facilitant la digestion et favorisant la régularité des selles.

Tulsi (Basilique sacré)

Le Tulsi est considéré comme une plante sacrée en Ayurveda. C'est un puissant adaptogène qui aide le corps à s'adapter au stress et améliore la clarté mentale. Il renforce également l'immunité, améliore la digestion et soutient la santé respiratoire.

Curcuma

Le curcuma est réputé pour ses propriétés anti-inflammatoires et est utilisé dans le traitement de nombreuses affections, des problèmes de peau aux troubles digestifs. Son composé actif, la curcumine, est un puissant antioxydant qui peut protéger le corps des dommages causés par les radicaux libres.

Ces herbes peuvent être utilisées sous diverses formes, y compris des capsules, des poudres, des thés, des huiles et en cuisine. Cependant, l'utilisation de ces herbes doit être sous la direction d'un praticien ayurvédique, car certaines herbes peuvent interagir avec des médicaments ou ne conviennent pas à tout le monde, comme celles qui sont enceintes, qui allaitent ou qui ont des problèmes de santé spécifiques.

Les herbes font partie intégrante de la médecine ayurvédique, et la science ayurvédique a développé des méthodes spécifiques de préparation et de combinaison des herbes pour maximiser leur potentiel de guérison. Voici un bref aperçu de certains types clés de formulations et de préparations à base de plantes ayurvédiques :

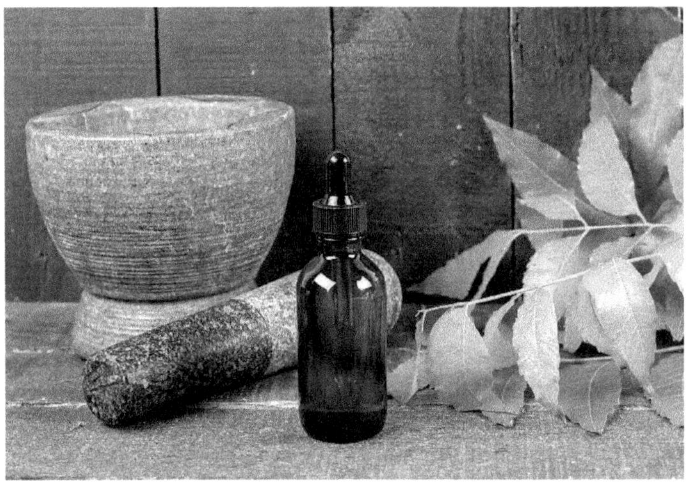

Churnas (Poudres)

Les churnas sont des mélanges d'herbes en poudre. Ils sont généralement mélangés avec de l'eau chaude, du ghee, du miel ou du lait et pris par voie orale. Ils peuvent également être utilisés en externe sous forme de pâtes ou de cataplasmes. Triphala Churna, un mélange de trois fruits (Amalaki, Haritaki et Bibhitaki), est un exemple populaire.

Ghritas (Ghee médical)

Les ghritas sont des préparations où les herbes sont cuites dans du beurre clarifié ou du ghee. Ce processus imprègne le ghee des propriétés médicinales des herbes. Les ghritas sont souvent utilisées pour leurs propriétés nourrissantes, rajeunissantes et sont particulièrement utiles pour les affections liées au système nerveux.

Kashayams (Décoctions)

Les kashayams sont de puissantes concoctions à base de plantes préparées en faisant bouillir des herbes dans de l'eau jusqu'à ce que le volume d'eau diminue de manière significative, en concentrant les ingrédients actifs. Ces préparations sont souvent utilisées pour leurs puissants effets thérapeutiques.

Arishtas et Asavas (Préparations à base de plantes fermentées)

Arishtas et Asavas sont des décoctions ou des infusions à base de plantes qui ont été fermentées. Le processus de fermentation améliore les propriétés médicinales et produit une préparation à la fois puissante et facile à digérer. Les exemples incluent Ashwagandharishta et Dashamularishta.

Vatis et Gulikas (Tablettes)

Vatis et Gulikas sont des mélanges à base de plantes qui sont transformés en comprimés ou en pilules. Ils offrent un moyen pratique de prendre des herbes et sont souvent utilisés pour des traitements à long terme.

Tailas (Huiles médicinales)

Les queues sont des huiles infusées d'herbes grâce à un processus de cuisson lente. Ils peuvent être utilisés à la fois en interne et en externe, selon la formulation spécifique. À l'extérieur, ils sont utilisés pour le massage, tandis qu'à l'intérieur, ils peuvent soutenir divers systèmes corporels.

Les bhasmas sont des cendres de métaux et de minéraux spécialement préparées. Ils sont préparés selon un processus élaboré pour assurer l'élimination de tout effet nocif du métal de base. Ce sont des médicaments puissants et doivent être utilisés sous la direction d'experts.

Lehyas et Rasayanas (Confitures)

Lehyas et Rasayanas sont des mélanges à base de plantes cuits avec du sucre ou du jaggery dans une consistance semblable à celle de la confiture. Chyawanprash, un mélange rajeunissant riche en antioxydants, est un Rasayana bien connu.

Ces préparations sont soigneusement conçues pour maximiser la biodisponibilité des propriétés médicinales des herbes. La méthode spécifique de préparation utilisée peut dépendre de divers facteurs, notamment les herbes utilisées, la condition traitée et la constitution de l'individu (dosha). Par conséquent, ils devraient idéalement être utilisés sous la direction d'un praticien ayurvédique.

La santé Préventive

Dans l'Ayurveda, la santé n'est pas simplement l'absence de maladie ; c'est un état de complet bien-être physique, mental et social. La prévention est donc un principe fondamental de l'Ayurveda, avec un objectif principal sur le maintien de l'équilibre et de l'harmonie du corps et de l'esprit. Voici quelques aspects clés de l'approche ayurvédique de la santé préventive :

Équilibre des Doshas

Un aspect principal de la prévention des maladies dans l'Ayurveda consiste à maintenir l'équilibre des trois doshas (Vata, Pitta et Kapha). Chaque individu a une combinaison unique de ces doshas, connue sous le nom de Prakriti. Comprendre sa Prakriti et faire des choix de vie qui aident à maintenir l'équilibre des doshas est essentiel.

Nutrition

L'alimentation joue un rôle crucial dans l'approche préventive de l'Ayurveda. L'accent est mis sur une alimentation équilibrée adaptée à sa Prakriti et à la saison en cours. L'Ayurveda recommande également une alimentation consciente, des horaires de repas appropriés et une consommation modérée.

Dinacharya (Routine quotidienne)

Établir une routine quotidienne saine est un aspect clé de la santé préventive en Ayurveda. Elle peut inclure un réveil précoce, des pratiques de nettoyage, de la méditation, de l'exercice (comme le yoga), des repas sains à intervalles réguliers et une heure de coucher appropriée.

Ritucharya (Routine saisonnière)

L'Ayurveda reconnaît que notre corps est influencé par le changement des saisons. Par conséquent, adapter notre alimentation et notre mode de vie en fonction de la saison (Ritucharya) est considéré comme un élément essentiel de la santé préventive.

Yoga et Méditation

Des pratiques comme le yoga et la méditation sont encouragées pour maintenir la force physique, la flexibilité et la santé mentale. Ces pratiques aident également à gérer le stress, qui est un facteur important dans de nombreux problèmes de santé.

Sommeil Adéquate

Le sommeil est considéré comme l'un des trois piliers de la santé en Ayurveda, avec l'alimentation et l'autodiscipline. Veiller à ce que vous obteniez un sommeil suffisant et de bonne qualité est essentiel pour la santé préventive.

Panchakarma

Panchakarma, un processus de nettoyage et de rajeunissement, est recommandé périodiquement pour éliminer les toxines accumulées du corps et prévenir les maladies.

Santé mentale et émotionnelle

L'Ayurveda considère la santé mentale et émotionnelle tout aussi importante que la santé physique dans la prévention des maladies. L'accent est mis sur le maintien d'un état d'esprit positif, la gestion du stress et l'entretien de relations saines.

Utilisation des herbes ayurvédiques

Diverses herbes et formulations ayurvédiques sont utilisées comme mesures préventives pour renforcer l'immunité, améliorer la digestion, favoriser la clarté mentale et soutenir la santé globale.

Dans l'Ayurveda, la santé est un voyage continu pour maintenir l'équilibre et l'harmonie en nous-mêmes et avec notre environnement. Cette approche globale et personnalisée permet aux individus de prendre en main leur santé et leur bien-être. Comme toujours, une consultation avec un praticien ayurvédique expérimenté est recommandée pour des conseils personnalisés.

Dans l'Ayurveda, les maux courants sont généralement traités par une combinaison de changements alimentaires, de modifications du mode de vie et de remèdes à base de plantes. Voici quelques exemples :

Problèmes digestifs : Pour des conditions telles que l'indigestion ou la constipation, l'Ayurveda recommande de consommer des aliments faciles à digérer, de rester hydratée et d'augmenter l'apport en fibres. L'exercice régulier peut également aider à stimuler la digestion. Des herbes comme le triphala, le gingembre et le fenouil sont souvent utilisées pour favoriser la santé digestive.

Stress et anxiété : L'Ayurveda considère le stress et l'anxiété comme des déséquilibres dans l'esprit et le corps. Des pratiques comme le yoga, la méditation et le pranayama (techniques de contrôle de la respiration) sont suggérées pour rétablir l'équilibre et favoriser le calme mental. Les herbes adaptogènes telles que Ashwagandha et Brahmi peuvent également aider le corps à s'adapter au stress.

Insomnie : L'Ayurveda met l'accent sur le maintien d'un horaire de sommeil régulier et la création d'un environnement de sommeil paisible. Les pratiques de relaxation comme la méditation ou les bains chauds peuvent aider à préparer le corps au sommeil. Le thé à la camomille ou le lait chaud avec une pincée de noix de muscade ou de curcuma peuvent également aider à favoriser le sommeil.

Rhume et grippe : En plus du repos et de l'hydratation, l'Ayurveda recommande l'utilisation d'épices chauffantes comme le gingembre, le curcuma et le poivre noir pour soulager les symptômes du rhume et de la grippe. L'inhalation de vapeur avec de l'huile d'eucalyptus peut également aider à éliminer la congestion nasale.

Douleurs articulaires et musculaires : Des exercices doux réguliers, des bains chauds et des massages avec des huiles médicamenteuses peuvent aider à soulager les douleurs articulaires et musculaires. Les herbes anti-inflammatoires comme le curcuma et le boswellia peuvent également être bénéfiques. De plus, le maintien d'un poids santé peut réduire la tension sur les articulations et les muscles.

Problèmes de peau : Pour les affections cutanées comme l'acné ou l'eczéma, l'Ayurveda recommande de maintenir une alimentation propre et saine, d'éviter les substances allergènes ou irritantes et d'assurer une bonne hydratation. Les applications topiques d'herbes comme le neem, le curcuma et l'aloe vera peuvent favoriser la santé de la peau.

Les maladies chroniques, telles que les maladies cardiaques, le diabète ou l'arthrite, nécessitent une prise en charge à long terme. L'Ayurveda offre une approche holistique de la gestion des maladies chroniques qui implique des changements de mode de vie, des ajustements alimentaires et des remèdes naturels. Voici un aperçu de la façon dont l'Ayurveda traite les maladies chroniques :

Comprendre la cause première

Dans l'Ayurveda, on pense que la maladie provient d'un déséquilibre dans les trois doshas (Vata, Pitta, Kapha). La première étape dans la gestion d'une maladie chronique consiste à identifier le déséquilibre du dosha et à comprendre sa cause profonde. Cela peut impliquer un examen approfondi de la santé physique, de l'alimentation, du mode de vie, de la santé mentale et des facteurs environnementaux de l'individu.

Changements diététiques

L'alimentation est un aspect crucial de la gestion des maladies chroniques dans l'Ayurveda. Il est conseillé à l'individu de suivre un régime qui aide à équilibrer la dosha déséquilibrée. Cela implique généralement de consommer des aliments frais et entiers et d'éviter les aliments transformés, les stimulants et tout aliment spécifique susceptible d'aggraver la maladie.

Modifications du mode de vie

Apporter des changements de style de vie appropriés est un autre aspect clé de la gestion des maladies chroniques. Cela peut impliquer d'adopter une routine quotidienne régulière (Dinacharya), de pratiquer une activité physique appropriée, d'assurer un repos adéquat et de minimiser le stress. Le yoga, la méditation et le pranayama (exercices de respiration) sont souvent recommandés pour leurs bienfaits sur la santé physique et mentale.

Remèdes naturels

L'Ayurveda utilise une variété de remèdes naturels pour gérer les maladies chroniques, notamment des plantes médicinales, des huiles pour application externe et des traitements détoxifiants comme le Panchakarma. Les remèdes et traitements spécifiques utilisés dépendront de la nature de la maladie, de la constitution de l'individu (Prakriti) et du déséquilibre actuel (Vikriti).

Santé mentale et émotionnelle

L'Ayurveda reconnaît que la santé mentale et émotionnelle joue un rôle crucial dans les maladies chroniques. Le stress, l'anxiété et les émotions négatives peuvent exacerber la maladie physique et la rendre plus difficile à gérer. Des pratiques comme la méditation, la pleine conscience et le conseil peuvent être utiles pour gérer ces aspects.

Examens réguliers

Les maladies chroniques nécessitent une prise en charge continue. Des suivis réguliers avec un praticien ayurvédique peuvent aider à suivre les progrès, à apporter les ajustements nécessaires au plan de traitement et à apporter soutien et motivation.

Adopter facilement les habitudes

L'intégration des habitudes ayurvédiques dans votre routine quotidienne peut grandement contribuer à améliorer la santé et le bien-être en général.

Voici quelques habitudes ayurvédiques faciles à adopter :

1. Établir une routine matinale

Commencer votre journée avec une routine cohérente peut fournir des bases et donner un ton positif à la journée. Cela peut inclure se réveiller tôt, boire de l'eau chaude avec du citron, pratiquer des étirements doux ou du yoga et prendre quelques instants pour la méditation ou la pleine conscience.

2. Manger en pleine conscience

En Ayurveda, la façon dont vous mangez est tout aussi importante que ce que vous mangez. Essayez de manger dans un environnement calme et détendu, mastiquez soigneusement vos aliments et évitez les distractions telles que la télévision ou les smartphones pendant les repas.

3. Exercice régulier

Incorporez une forme d'activité physique à votre routine quotidienne. Cela peut être du yoga, de la marche, de la natation, du vélo ou tout autre exercice que vous aimez et qui convient à votre morphologie.

4. PratiqueR le Pranayama

Le pranayama, ou exercices de respiration contrôlée, peut être un outil puissant pour maintenir la santé. Même quelques minutes de pranayama chaque jour peuvent aider à améliorer la capacité pulmonaire, à réduire le stress et à favoriser la clarté mentale.

Les épices comme le curcuma, le gingembre, la cannelle et le cumin ajoutent non seulement de la saveur à vos repas, mais ont également des propriétés médicinales. Ils peuvent aider à stimuler la digestion, à réduire l'inflammation et à favoriser la santé globale.

Boire beaucoup d'eau tout au long de la journée est essentiel pour maintenir une bonne santé. Pour une touche ayurvédique, essayez de boire de l'eau tiède ou à température ambiante au lieu de l'eau froide, car on pense qu'elle est meilleure pour la digestion.

Assurez-vous d'avoir une bonne nuit de sommeil en établissant un horaire de sommeil régulier et un environnement paisible. Évitez les écrans et les activités stimulantes près de l'heure du coucher.

L'auto-massage, ou Abhyanga, est une pratique ayurvédique courante qui peut aider à favoriser la circulation, hydrater la peau et induire la relaxation. À l'aide d'une huile chaude, comme l'huile de sésame ou de noix de coco, massez votre corps avant de prendre une douche ou un bain.

Selon l'Ayurveda, passer du temps dans la nature peut aider à équilibrer les doshas et favoriser la santé et le bien-être. Essayez de réserver du temps pour des activités de plein air comme la marche, le jardinage ou simplement vous asseoir dans un parc.

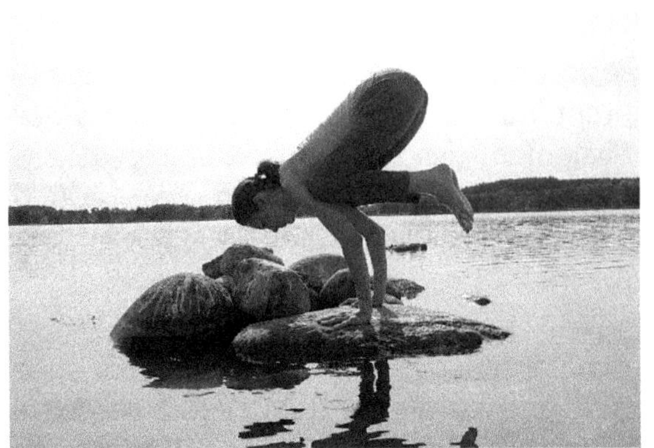

L'Ayurveda offre une approche globale pour gérer le stress et améliorer le bien-être général en nourrissant le corps, l'esprit et l'âme. Voici comment l'Ayurveda peut être appliquée :

1. Régime équilibré

Une alimentation équilibrée est au cœur de la santé ayurvédique. Chaque dosha (Vata, Pitta, Kapha) a des besoins nutritionnels spécifiques, et comprendre votre dosha peut vous aider à adapter votre alimentation. Les aliments riches en nutriments et dépourvus de conservateurs artificiels favorisent une meilleure santé et aident à gérer le stress en maintenant le fonctionnement optimal de l'organisme.

2. Exercise physique régulier

Une activité physique régulière, comme le yoga ou la marche, est recommandée pour maintenir la santé physique et gérer le stress. Le yoga, en particulier, combine des postures physiques, des exercices de respiration et de méditation, ce qui en fait une forme d'exercice holistique pour la gestion du stress.

3. Méditation et pleine conscience

Des pratiques comme la méditation et la pleine conscience aident à calmer l'esprit, à augmenter la conscience de soi et à gérer le stress. Même passer quelques minutes chaque jour dans un silence conscient peut aider à réinitialiser l'esprit et à réduire le niveau de stress.

4. Abhyanga (Massage ayurvédique)

Abhyanga, un auto-massage à l'huile chaude, est une pratique bénéfique qui favorise la relaxation, améliore la circulation et nourrit la peau. Effectuer cela avant le bain ou la douche peut être un rituel apaisant et anti-stress.

5. Sommeil correct

Le sommeil est vital pour le bien-être général. Visez 7 à 9 heures de sommeil de qualité par nuit. Établissez un horaire de sommeil régulier, créez un environnement de sommeil calme et tranquille et évitez les activités stimulantes avant le coucher.

6. Soutien herbal

Certaines herbes, telles que l'Ashwagandha, le Brahmi et le Tulsi, sont reconnues dans l'Ayurveda pour leurs propriétés adaptogènes, qui aident le corps et l'esprit à résister aux facteurs de stress. Consultez toujours un praticien compétent avant de commencer tout régime de suppléments à base de plantes.

7. Pranayama (Techniques de respiration)

Le pranayama, ou respiration contrôlée, peut aider à réduire le stress et à améliorer la clarté mentale. Des techniques telles que la respiration alternée des narines (Nadi Shodhana) et la respiration rafraîchissante (Shitali) peuvent être particulièrement bénéfiques.

8. Maintenir une Routine

Une routine quotidienne cohérente (Dinacharya) peut procurer un sentiment de stabilité et de calme dans la vie quotidienne, aidant à gérer le stress. Cela inclut des heures de repas cohérentes, une routine d'exercice régulière et un horaire de sommeil cohérent.

9. Panchakarma

Ce processus de désintoxication ayurvédique peut aider à éliminer le stress et les toxines du corps, rajeunissant le corps et l'esprit. Cela se fait généralement sous la direction d'un praticien ayurvédique.

Préparer des repas et des remèdes ayurvédiques à la maison est un moyen pratique d'intégrer l'Ayurveda dans la vie quotidienne. Voici comment vous pouvez commencer :

Repas Ayurvédiques

Les repas ayurvédiques doivent être équilibrés, nutritifs et adaptés à votre dosha spécifique. Voici quelques principes généraux :

Inclure les six goûts : Idéalement, chaque repas devrait inclure les six goûts ayurvédiques (sucré, acide, salé, amer, piquant et astringent) pour fournir une gamme complète de nutriments et satisfaire tous les sens.

Ingrédients frais : Utilisez autant que possible des ingrédients frais, de saison et locaux. Ceux-ci sont considérés comme plus puissants en termes de Prana (force vitale) et sont plus faciles à digérer pour le corps.

Cuisine consciente : La cuisine doit être un processus conscient. Être calme et concentré pendant la cuisson est censé insuffler aux aliments une énergie positive.

Voici une recette simple de Kitchari, un plat ayurvédique classique :

Ingrédients : 1/2 tasse de riz basmati, 1/2 tasse de mung dal, 1 cuillère à café de poudre de curcuma, 1 cuillère à café de graines de cumin, une pincée d'asafoetida (hing), 1 cuillère à soupe de ghee, sel au goût et coriandre fraîche pour la garniture.

Méthode : Rincez le riz et le mung dal sous l'eau froide jusqu'à ce que l'eau soit claire. Dans une casserole, faites chauffer le ghee et ajoutez les graines de cumin. Quand elles commencent à grésiller, ajoutez le curcuma et l'asafoetida. Ajouter le riz et le dal en remuant pour les enrober d'épices. Ajouter 4 tasses d'eau et de sel, puis porter à ébullition. Réduire le feu à doux, couvrir et laisser mijoter environ 40 minutes, ou jusqu'à ce que le riz et le dal soient tendres. Garnir de coriandre fraîche avant de servir.

Remèdes ayurvédiques

Les remèdes ayurvédiques peuvent être préparés à la maison pour traiter des problèmes de santé mineurs. En voici quelques simples :

Lait de curcuma : Il s'agit d'un remède traditionnel contre l'inflammation et le renforcement de l'immunité. Réchauffez une tasse de lait (peut être laitier ou non laitier comme le lait d'amande ou d'avoine), ajoutez une cuillère à café de curcuma et une petite quantité de poivre noir (pour faciliter l'absorption de la curcumine dans le curcuma), sucrez avec un peu de miel si désiré. Consommez-le chaud avant de vous coucher.

Triphala : Un mélange d'herbes ayurvédiques populaire pour favoriser la digestion et la désintoxication. Vous pouvez acheter de la poudre de triphala dans un magasin d'aliments naturels ou dans une clinique ayurvédique. En règle générale, il est pris avec de l'eau tiède avant de se coucher.

Thé au cumin, à la coriandre et au fenouil : Il s'agit d'un remède ayurvédique classique pour faciliter la digestion. Ajouter une demi-cuillère à café de graines de cumin, de coriandre et de fenouil à 4 tasses d'eau bouillante. Laissez infuser pendant 5 à 10 minutes, filtrez et buvez tout au long de la journée.

Défis dans le monde moderne

L'Ayurveda, en tant qu'ancien système de médecine et de guérison, présente à la fois des défis et des opportunités dans le monde moderne et en évolution rapide d'aujourd'hui.

Défis

Validation scientifique et standardisation : Bien que les principes ayurvédiques aient résisté à l'épreuve du temps, ils manquent souvent de la validation scientifique et de la standardisation rigoureuses attendues des pratiques médicales modernes. Cela peut conduire au scepticisme et à la résistance de ceux qui sont habitués à la médecine factuelle.

Défis réglementaires : Dans de nombreuses régions du monde, l'Ayurveda n'est pas reconnue comme un système médical formel, ce qui signifie que les réglementations concernant la pratique et l'utilisation des traitements ayurvédiques peuvent être incohérentes ou absentes. Il peut donc être difficile pour les praticiens ayurvédiques d'établir leur pratique et pour les consommateurs d'avoir confiance dans la qualité et la sécurité des traitements ayurvédiques.

Chaîne d'approvisionnement et contrôle de la qualité : les traitements ayurvédiques reposent souvent sur des herbes spécifiques et des ingrédients naturels. Des problèmes tels que la dégradation de l'environnement, la surexploitation et le changement climatique peuvent affecter la disponibilité et la qualité de ces ingrédients. De plus, un contrôle de qualité médiocre peut conduire à des produits frelatés ou contaminés.

Opportunités

Intérêt croissant pour la santé holistique et préventive : Le monde moderne prend de plus en plus conscience de l'importance des approches de santé préventives et holistiques, et l'Ayurveda est parfaitement positionnée pour répondre à ce besoin. Son accent sur l'alimentation, le mode de vie et les remèdes naturels plaît à ceux qui recherchent des alternatives aux traitements pharmaceutiques et une approche plus intégrative de la santé.

Intégration avec la médecine moderne : L'Ayurveda a le potentiel de compléter la médecine moderne en offrant des outils supplémentaires pour gérer les maladies chroniques, réduire le stress et améliorer le bien-être général. Certains hôpitaux et cliniques proposent déjà des soins intégratifs qui combinent la médecine moderne avec les pratiques ayurvédiques.

Plateformes numériques et en ligne : Les plateformes en ligne et la technologie numérique peuvent rendre l'Ayurveda plus accessible à un public mondial. Des consultations en ligne aux trackers de santé numériques en passant par les cours en ligne, la technologie peut aider à diffuser les connaissances et les pratiques ayurvédiques.

Recherche et développement : Avec un intérêt accru pour l'Ayurveda, il existe une opportunité pour plus de recherche et de développement pour valider les pratiques ayurvédiques, développer de nouveaux traitements et assurer la qualité et la sécurité. Cela pourrait inclure des essais cliniques, le développement de protocoles standardisés et des systèmes d'assurance qualité pour les produits ayurvédiques.

Dans l'ensemble, bien qu'il y ait certainement des défis à surmonter, les opportunités pour l'Ayurveda dans le monde contemporain sont importantes. Avec un intérêt croissant pour les approches de santé holistiques et naturelles, l'Ayurveda a beaucoup à offrir en tant que système de guérison qui se concentre sur la personne dans son ensemble, favorise l'équilibre et cherche à prévenir la maladie avant qu'elle ne survienne.

Bien que l'Ayurveda offre une multitude d'avantages pour la santé et le bien-être, il s'agit d'un système de médecine complexe qui nécessite une connaissance et une compréhension approfondies. Par conséquent, il est crucial de rechercher des conseils professionnels pour plonger plus profondément dans les pratiques ayurvédiques. Voici plusieurs raisons :

Évaluation individuelle : L'Ayurveda est basée sur le concept que chaque individu est unique avec une constitution corporelle distincte (Prakriti) et des déséquilibres (Vikriti). Un praticien ayurvédique professionnel peut évaluer en profondeur votre Prakriti et Vikriti grâce à un processus de consultation détaillé et fournir des conseils et un traitement personnalisés en conséquence.

Nature complexe des pratiques ayurvédiques : Les pratiques ayurvédiques vont des modifications du régime alimentaire et du mode de vie aux médicaments à base de plantes, aux processus de désintoxication (Panchakarma), au yoga et à la méditation. Bon nombre de ces pratiques nécessitent une compréhension nuancée et une application minutieuse. Un praticien ayurvédique peut vous guider pour appliquer ces pratiques de la manière la plus bénéfique.

Médicaments et traitements à base de plantes : Bien que les herbes ayurvédiques soient généralement sans danger, elles peuvent avoir des effets différents sur différentes personnes. De plus, ils peuvent interagir avec d'autres médicaments que vous pourriez prendre. Un praticien ayurvédique peut recommander les herbes les plus appropriées, leur dosage correct et surveiller tout effet secondaire potentiel.

Gestion des maladies chroniques : Bien que l'Ayurveda offre des solutions pour gérer les maladies chroniques, les conseils professionnels sont essentiels. Si vous êtes aux prises avec des problèmes de santé tels que le diabète, l'hypertension, les maladies auto-immunes ou toute autre maladie chronique, un praticien ayurvédique peut vous aider à gérer ces affections parallèlement à votre traitement conventionnel en cours, garantissant votre sécurité et votre bien-être.

Connaissance authentique : Bien qu'il y ait beaucoup d'informations disponibles en ligne sur l'Ayurveda, il est important d'avoir des informations précises, fiables et authentiques. Les praticiens ayurvédiques sont formés aux sciences ayurvédiques authentiques et ont l'expertise pour fournir des conseils précis.

Suivis et surveillance réguliers : Tout comme la médecine conventionnelle, les suivis et la surveillance sont importants en Ayurveda pour évaluer vos progrès et apporter les ajustements nécessaires à votre plan de traitement. Un praticien ayurvédique peut fournir ces soins continus.

En conclusion, bien qu'il existe de nombreux aspects de l'Ayurveda que n'importe qui peut intégrer en toute sécurité dans sa vie, comme certaines habitudes de vie et des ajustements alimentaires, pour une exploration plus approfondie et des problèmes de santé plus importants, il est important de demander conseil à un professionnel ayurvédique qualifié.

Adopter l'Ayurveda peut être un voyage transformateur vers une vie équilibrée, saine et épanouissante. Cette sagesse séculaire aide non seulement à gérer et à prévenir les maladies, mais fournit également un modèle pour un mode de vie qui s'harmonise avec la nature et notre constitution individuelle.

Voici quelques réflexions finales sur la façon de tirer le meilleur parti de l'Ayurveda :

Personnalisation : N'oubliez pas que l'Ayurveda n'est pas une solution unique. Votre dosha, votre style de vie, votre environnement et même la saison en cours peuvent influencer les pratiques, les aliments et les traitements qui vous seront les plus bénéfiques. Embrassez l'idée d'individualité et soyez ouvert à l'adaptation à mesure que votre situation change.

Changements progressifs : Passer à un mode de vie ayurvédique ne signifie pas que vous devez tout changer en même temps. Commencez par de petits changements comme ajuster votre alimentation, incorporer des pratiques ayurvédiques simples dans votre routine quotidienne ou ajouter quelques minutes de yoga ou de méditation à votre journée. Les changements progressifs sont plus durables à long terme.

Pleine conscience : L'Ayurveda met l'accent sur la pleine conscience, qu'il s'agisse d'une alimentation consciente, d'un exercice conscient ou d'une relaxation consciente. Soyez présent(e) dans l'instant présent et faites attention à la façon dont les différentes pratiques et aliments vous font vous sentir. Cette prise de conscience peut fournir des indices précieux sur ce qui fonctionne le mieux pour votre corps et votre esprit.

Conseils professionnels : Bien qu'il soit possible d'intégrer de nombreux principes ayurvédiques dans votre vie par vous-même, n'hésitez pas à rechercher des conseils professionnels, surtout si vous avez des problèmes de santé ou si vous souhaitez approfondir l'Ayurveda. Un praticien ayurvédique professionnel peut vous fournir des conseils et un soutien personnalisés, s'assurant que vous êtes sur la bonne voie.

Équilibre et modération : L'Ayurveda encourage l'équilibre dans tous les aspects de la vie, de l'alimentation et de l'exercice au sommeil et aux activités de loisirs. Évitez les extrêmes et visez un mode de vie équilibré qui favorise la santé, le bonheur et le bien-être.

En conclusion, l'Ayurveda offre une approche holistique et complète du bien-être qui peut être intégrée à votre rythme et à votre niveau de confort. C'est un voyage, pas une destination. Profitez du processus d'exploration, d'apprentissage et, finalement, d'adoption d'une vie équilibrée grâce à la sagesse de l'Ayurveda.

Merci d'avoir pris le temps
de NOUS lire,
bonne continuation
et TRES bonne santé à vous !

Retrouvez plus d'informations sur internet
: www.TrèsBonneSanté.fr

Je recommande vraiment mon premier livre pour découvrir beaucoup de vérités cachées sur votre santé. ISBN 978-2-9571628-0-2 https://amzn.to/3HM2ddw

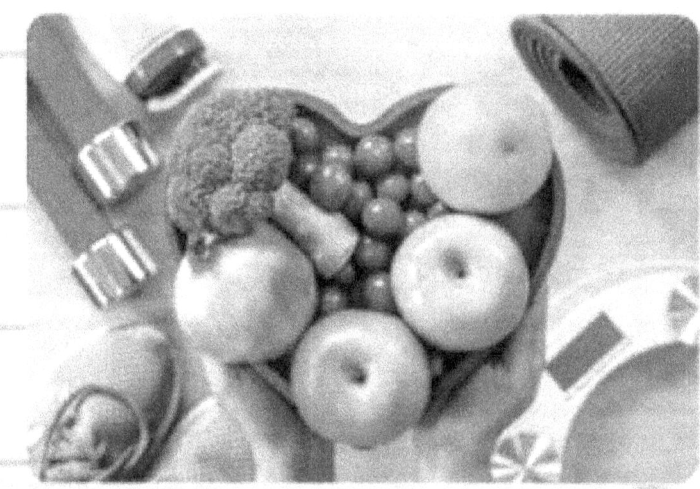

Éviter 80% des maladies c'est vraiment possible.

C'est la conclusion scientifique vérifiée par ces docteurs et nutritionnistes qui ont déjà sauvé des millions de vies par la diffusion de leurs livres.

Ici je vous présente ces médecins et leurs méthodes, qui vous expliquent les améliorations, surtout alimentaires, à mettre en place pour vous protéger des maladies cardiovasculaires, des cancers, des démences, du diabète, des rhumatismes, des dépressions, de l'ostéoporose, de l'acnée, et d'autres problèmes très répendus dans nos sociétés industrialisées.

Ces infos peuvent vous sauver la vie ou sauver une personne proche !

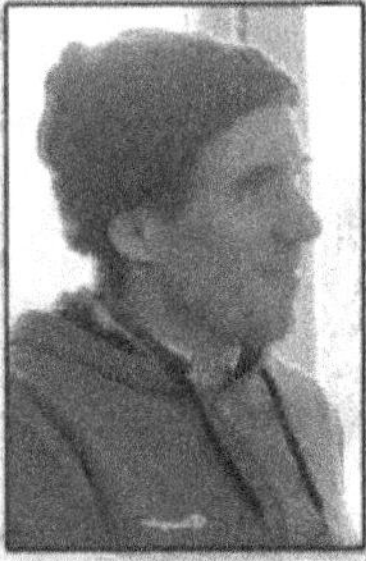

L'auteur : Webmaster, traducteur, inventeur, autodidacte, voyageur, méditant. Il teste des solutions pour la bonne santé depuis les années 1990.

Il aime présenter les travaux de médecins et scientifiques prestigieux, vrais spécialistes de ces domaines. Il se considère juste lanceur d'alerte révolté.

Infos : www.tresbonnesante.fr

Nations Unies

Autochtones

PAX CULTURA

20 Euros

Livre auto-édité par David Giquello
ISBN 978 295 716 2802

9 782957 162802